Atmen Sie richtig?
Atemtechnik & Atemgymnastik

humboldt
Ratgeber

Humboldt Sport- und Gymnastik-Titel:

Gymnastik für alle	ht 228
Kegeln	ht 243
Windsurfen	ht 305
Yoga + Gymnastik	ht 333
Squash	ht 360
Judo – Karate – Taekwon-Do	ht 372
Billard	ht 419
Tennis: Schlagtechnik	ht 420
Judo	ht 454
Schwangerschafts-Gymnastik	ht 468
Die schönsten Kegelspiele	ht 487
Karate	ht 493
Bodybuilding für Frauen	ht 528
Chinesische Atem- und Heilgymnastik	ht 534
Das ist Golf!	ht 584
Yoga für Frauen	ht 588
Gymnastik für Baby und Kleinkind	ht 602
Fit und gesund mit Wassergymnastik	ht 633
Selbstverteidigung für Frauen	ht 634
Ju-Jitsu	ht 646
Gymnastik bei Bandscheibenschäden	ht 647
Fit durch isometrische Übungen	ht 684

Weitere Titel in Vorbereitung

Atmen Sie richtig?
Atemtechnik & Atemgymnastik

Von Professor Hannelore Pilss-Samek

humboldt

humboldt-taschenbuch 694

Umschlaggestaltung: Christa Manner
Umschlagfoto: Gruner + Jahr-Fotoservice
Fotograf: P. Pfander
Fotos und Zeichnungen im Innenteil: Siegfried Pilss
Wir danken der Firma B-sportive, A-2391 Kaltenleutgeben, für die Überlassung der Sportbekleidung.

Hinweis für den Leser:
Alle Übungsanleitungen und Informationen wurden von Autorin und Verlag sorgfältig recherchiert bzw. überprüft. Dennoch kann eine Gewähr nicht übernommen werden. Befragen Sie deshalb bitte im Zweifelsfall immer Ihren Arzt.

Druck: Presse-Druck Augsburg
Printed in Germany

ISBN 3-581-66694-4

1 2 3 * 95 94 93

Inhalt

Zur Einleitung

»Atmen heißt Leben«, richtig atmen bedeutet, mehr vom Leben haben. Dies ist eine kühne Behauptung, doch sie ist beweisbar. Denn nur bei richtiger Atmung fühlt man sich ausgeglichen, voller Vitalität, Energie und Schaffensfreude. Diese Erkenntnis stammt nicht erst aus unserem Zeitalter des sportlichen Leistungsbewußtseins, sondern wurde bereits in der Antike zur Triebfeder höherer Lebensqualität.
Wie sehr sich die Bedeutung der Atmung im Unterbewußtsein jedes Menschen verankern konnte, zeigen auch geläufige Redensarten wie *»Da muß ich erst mal tief durchatmen«* als Begründung dafür, daß man eventuell vor einer wichtigen Entscheidung ein wenig Zeit zu erhöhter Konzentration gewinnen will. Oder *»Jetzt können wir wieder aufatmen!«* als Zeichen dafür, daß eine bedrückende Situation, eine seelische Belastung, wegfällt. Und wer unter uns hatte nicht während einer Schrecksekunde schon das Gefühl, daß *»der Atem stockt«*? Wir finden eine wunderbare Aussicht in den Bergen *»atemberaubend«*, und man bewundert das Durchhaltevermögen, die Energie des anderen mit der Bemerkung *»Erstaunlich, dazu gehört ein langer Atem«*. Diese wenigen Beispiele lassen bereits erkennen, daß die Atmung fundamental auf die Beziehung zwischen Körper, Geist und Seele wirkt, daß die Atmung weit höher als eine automatisch erfolgende Körperfunktion zu werten ist, ja, daß die Beherrschung und somit die Steuerbarkeit bzw. der Einfluß auf die Atmung von größter Bedeutung für den Gesundheitszustand, für die Lebensqualität jedes Menschen in jedem Alter ist.

Und dennoch! Viele Menschen sind noch immer der Ansicht, die Atmung funktioniere ohnehin »von selbst«. Man würde schon allein aus Selbsterhaltungstrieb ausreichend »Luft holen«. Weshalb soviel Aufhebens von der Atmung machen? Nun, spätestens beim Treppensteigen oder nach ein paar eiligen Schritten spüren viele, daß mit der Atmung doch etwas nicht in Ordnung ist. Und flugs folgt darauf die resignierende Erkenntnis, »man sei eben doch nicht mehr der/die Jüngste, ja früher, da spielte das alles keine Rolle«, usw. usw. Diese Resignation, oft gespickt mit einer gehörigen Portion Selbstmitleid, führt dazu, daß jene Menschen die Frage »Kann ich meine Atmung nicht verbessern?« einfach zur Seite schieben. Das große Verzichten beginnt! *Verzicht auf Sport*, den man auf Empfehlung der Ärzte bevorzugt ausüben sollte, wie z. B. Wandern, Laufen, Radfahren, Skilanglaufen, Schwimmen und auch Gymnastik.

★

Doch bleibt es nicht allein beim Verzicht im sportlichen Bereich! Mangelhaft atmen bedeutet zugleich, wenig Energiereserven zur Verfügung haben, angefangen von der Verwirklichung geistiger Interessen bis hin zu seelischen Erlebnissen. So vieles setzt ein gerüttelt' Maß an Spannkraft voraus, beispielsweise ein Museumsbesuch, der Besuch eines Konzerts oder Theaters, das Zusammensein mit Freunden, die nicht in allernächster Nachbarschaft leben, die Einsatzfreudigkeit im Kreis der Familie – ganz abgesehen von der Bewältigung des Haushalts und des Berufslebens.
Kurz: Ohne Wohlbefinden und Energie, basierend auf ausreichend Sauerstoffzufuhr, wird vieles unmöglich gemacht, zumindest nur mit größter Willensanstrengung, doch ohne Erlebnisfreude zuwege gebracht.
»Ein gut' Teil der Krankheiten kann weggeatmet werden!«, meinte VOLTAIRE, um die Trägen wachzurütteln. Im Mittelpunkt der Yoga-Lehre steht die Überzeugung, daß die

Atmung ebenso lebenswichtig ist wie die richtige Ernährung, daß die Technik der Atmung die Basis zur Schulung des Körpers sei und daß die Asanas (Bezeichnung für bestimmte Bewegungsabläufe) stets mit der Atmung in Verbindung stehen müssen.

Hinzu kommt nicht zuletzt die *Erkenntnis aus der Forschung der Sportmedizin:* Die Atmung ist die Grundlage zu jeder Körperschulung, angefangen vom natürlichen Laufen bis hin zum Hochleistungssport. Über die Bedeutung dieser Feststellung wird im Kapitel »Atmung + Sport« noch ausführlich berichtet werden.

Braucht es noch mehr Hinweise, um auch Ihr Interesse und Ihre Aufmerksamkeit zu wecken? Nach einer grundlegenden Information über die Physiologie der Atmung, über die verschiedenen Möglichkeiten, die Sauerstoffzufuhr zu intensivieren, können Sie anhand einer einfachen *Testaufgabe,* durch eine Art Selbstversuch prüfen, wie es um Ihre Atmung bestellt ist. Bei richtiger Atmung sind sogar die einfachsten Übungen noch leichter auszuführen.

Doch was nützt all der gute Wille, wenn man nicht über wichtige Tips zur Koordinierung von Bewegungsablauf und Atmung Bescheid weiß? Auch dazu finden Sie noch vor dem Hinweis auf die eigentlichen Übungen das Wesentliche. Nicht zuletzt kann die Bedeutung der Atmung in Hinblick auf den therapeutischen Wert nicht oft genug erwähnt werden. Atmungstechniken beim Wandern im Hochgebirge, beim Schwimmen usw. runden die umfassende Information in diesem Buch ab. Wir sind überzeugt, daß Sie Wertvolles daraus erfahren können, wenn Sie nach den hier gegebenen Anleitungen üben.

Mit der Überzeugung »Wer richtig atmet, lebt leichter, hat mehr vom Leben!« wünschen wir viel Erfolg und auch Bewegungsfreude beim Üben.

Autorin und Verlag

Informatives

Was bedeutet Atmung?

Unser Organismus benötigt zum Abbau der mit der Nahrung aufgenommenen Nährstoffe (Kohlenhydrate, Fette und Eiweiße) molekularen Sauerstoff. Nur durch diesen Sauerstoff wird die energieliefernde Verbrennung im Stoffwechsel möglich. Als Endprodukt entsteht Wasser und Kohlendioxyd. Die Aufnahme und die Ausscheidung dieser Gase faßt man unter dem Begriff *Atmung* zusammen.

Wie funktioniert nun der Stoffaustausch in unserem Körper?

Man spricht von einer *äußeren* ① *und von einer inneren Atmung* ②.

Ad ①: Die Lungenbläschen sind von feinen, dünnwandigen Blutgefäßen netzartig umgeben, die Wände der Lungenbläschen sind durchlässig. Der eingeatmete Sauerstoff gelangt in die feinen Blutgefäße, wird dort vom roten Blutfarbstoff Hämoglobin gebunden. Das Kohlendioxyd, Abfallprodukt des Stoffwechsels, wird auf dem umgekehrten Weg ausgeschieden. Diesen Gasaustausch nennt man die *äußere oder Lungenatmung*.

Ad ②: Das Blut transportiert nun den aufgenommenen Sauerstoff zu allen Körperzellen und nimmt dort auszuscheidendes Kohlendioxyd auf, um es wieder zu den Lungenbläschen zu transportieren. Dieser Vorgang wird als *innere oder Zellatmung* bezeichnet.

Daraus kann bereits erkannt werden, von wie großer Bedeutung eine Intensivierung der Atmung ist. Denn nur bei ausreichender Sauerstoffzufuhr kann es zu der gewünschten Energieversorgung kommen, nur dann nutzt man die Organfunktion optimal.
Doch wie gelangt die eingeatmete Luft in die Lungen?

Die Atemwege

Bevor die eingeatmete Luft zu den Lungenbläschen kommt, muß sie die Luftwege passieren, und zwar:
① die Nasenhöhle, eventuell auch die Mundhöhle,
② den Kehlkopf und
③ die Luftröhre.

Diese drei »Stationen« nehmen an der eigentlichen Funktion der Atmung nicht teil, ihr Mitwirken ist auch nicht beeinflußbar oder steuerbar, wir müssen uns ganz einfach auf ihr gutes Funktionieren verlassèn.

Ad ①: Durch die *Nasenhöhle* strömt die Luft in der Phase der Einatmung nach innen, während des Ausatmens nach außen. Bei der Mundatmung erfüllt die Mundhöhle die gleiche Aufgabe.
Doch hat die Nasenatmung etliche Vorteile: Vor allem wird die eingeatmete Luft vorgewärmt, von Staub weitgehend befreit, angefeuchtet und auch einer Geruchsprüfung unterzogen. Auf dem Weg der Luft durch die Nase können tatsächlich bis zu 80 Prozent aller Staubpartikelchen und Keime entfernt werden!

Wie kommt es dazu?
Die Nasenhöhle ist mit einer mit Flimmerhärchen versehenen Schleimhaut ausgekleidet. Der Strom dieser Flim-

merhärchen ist nach außen gerichtet, so daß etwa eingedrungene Fremdkörper wieder nach außen befördert werden. Diese Vorteile gegenüber der Mundatmung sind auch der Grund, weshalb bei körperlichen Leistungen möglichst lang die Nasenatmung beibehalten werden soll. Doch kommt man beim Einsatz besonders großen Atemvolumens nicht umhin, zwangsläufig auch die Mundatmung einzusetzen. Im Kapitel »Atmung und körperliche Leistungsfähigkeit« werden wir genauer darauf eingehen.

Ad ②: Nach dem Passieren von Nase und Rachen zieht der Luftstrom zunächst in den oberen Teil der Luftröhre, den *Kehlkopf*. Er ist aus Muskeln und Knorpeln aufgebaut. Zwischen den beiden Stimmbändern befindet sich ein schmaler Spalt, die sogenannte *Stimmritze*. Dieser Spalt ist beim ruhigen Atmen groß und wird beim Sprechen und Singen verengt. Er kann auch, z. B. beim Pressen, völlig geschlossen werden.
Der Eingang zum Kehlkopf ist durch den *Kehldeckel* geschützt. Beim Schlucken legt er sich über den Kehlkopf und verhindert so das Eindringen von Speisen in die Luftröhre. Sollte dieser zweckmäßige Mechanismus einmal nicht funktionieren, kommt es zum »Verschlucken«.

Ad ③: Die Luft nimmt weiter ihren Weg durch die *Luftröhre*. Diese ist ungefähr 10 cm lang und durch Knorpelringe verstärkt, wodurch der freie Luftstrom garantiert wird. In der Höhe des vierten Brustwirbels teilt sich die Luftröhre in zwei Äste *(Bronchien)*, von denen einer in die linke, der andere in die rechte Lunge führt. In der Lunge wiederum teilen sich die Bronchien in immer kleinere Äste *(Bronchiolen)* und enden schließlich in unzähligen feinen Bläschen, in denen der eigentliche Gasaustausch der äußeren Atmung stattfindet.

Die Mechanik der Atmung

Die Lunge selbst hat keinerlei Möglichkeit zur Veränderung ihrer Form, da ihr die Muskulatur fehlt. Durch abwechselndes Vergrößern und wieder Verkleinern des Brustraumes folgt sie passiv seiner Bewegung. Durch Erweiterung des Brustraumes entsteht ein Unterdruck, der durch die Füllung mit Luft ausgeglichen wird. Umgekehrt hat jede Verkleinerung des Brustraumes ein Entweichen der Luft zur Folge.

Die *Einatmung* erfolgt aktiv, das heißt durch Muskelzug. Man muß hier zwei Mechanismen bedenken:
① die Brustatmung und
② die Bauchatmung.

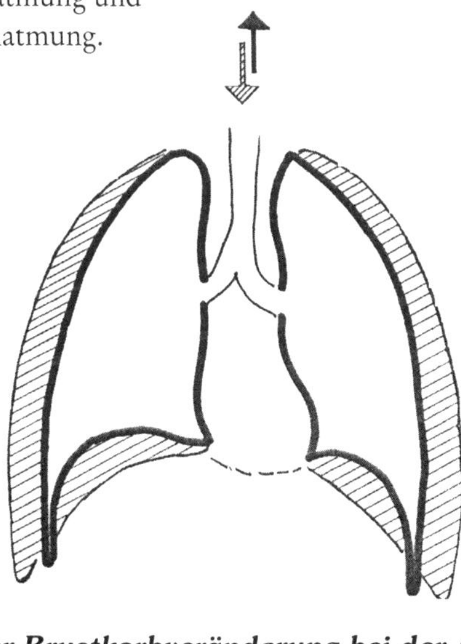

Schema der Brustkorbveränderung bei der Atmung

Vergleichen Sie die Lungen mit einem Blasebalg! Durch Ausdehnung des Brustkorbraumes wird »Platz geschaffen« = Einatmen.
In der Gegenphase wird die Luft hinausgepreßt = Ausatmen.
Ausatmungsphase: durchgehende Linien
Einatmungsphase: unterbrochene Linien

Ad ①: Bei der *Brustatmung* bewirkt das Zusammenziehen der äußeren Zwischenrippenmuskeln ein Heben der Rippen nach oben, wodurch der Durchmesser nach allen Richtungen, vor allem nach vorn, erweitert wird. Auf diese Weise wird das Gesamtvolumen des Brustkorbs vergrößert.

Ad ②: Die *Bauchatmung* hingegen geschieht durch Zusammenziehen des Zwerchfells, wobei dieses nach unten drückt und so den Brustraum auch nach unten hin vergrößert.

Fazit: Während sich bei der Brustatmung der Durchmesser des Brustraumes nach allen Richtungen, vor allem aber nach vorn vergrößert, nimmt bei der Bauchatmung vermehrt auch die Höhe des Brustraumes zu.

Testen Sie Ihre Atmungsintensität!

Beim bewußt und intensiv ausgeführten Einatmen beteiligen sich viele Muskeln am Heben der Rippen, und die Bauchmuskeln reagieren mit Entspannung. Beim Ausatmen kehren die Rippen durch ihre Schwere wieder in die Ausgangsstellung zurück. Beim bewußt durchgeführten Ausatmen spielen zusätzlich aktive Kräfte eine Rolle, so wird zum Beispiel durch Spannung der Bauchmuskeln, durch »Baucheinziehen«, das Zwerchfell hochgedrückt und der Brustraum stärker verkleinert. Zur Schulung der Atmung zählt deshalb auch ganz besonders die Beherrschung der Bauchmuskeln, damit man eben durch jene Steuerung infolge Bauchmuskelarbeit ein Optimum an Atmungsintensität erreichen kann.

Was bedeutet Vitalkapazität?

Die Luftmenge, die man nach intensivstem Einatmen wieder ausatmen kann, bezeichnet man als *Vitalkapazität*. Sie beträgt bei Männern durchschnittlich 4500 ml, bei Frauen ca. 3500 ml. Es ist verständlich, daß diese Vitalkapazität durch Schulung der Atmung beeinflußbar ist. Je oberflächlicher man atmet, um so geringer ist die Vitalkapazität, um so mangelhafter die Sauerstoffversorgung. Selbstverständlich spielen auch die Körpergröße, das Gewicht, die Lebensführung und nicht zuletzt das Alter eine Rolle! Ohne bewußt geschulte Atmung kann infolge Bewegungsmangels bei Menschen über 60 Jahre die Vitalkapazität um annähernd 50 Prozent absinken. Eine Mahnung also, auf jeden Fall auch bis ins hohe Alter großen Wert auf die Atmungsintensität zu legen. Sollte die Alltagsbeschäftigung nicht zum Tiefatmen anregen, dann muß durch *Körperschulung unter besonderer Berücksichtigung der Atmung* für das Beibehalten der Vitalkapazität vorgesorgt werden, nicht zuletzt, um das Leistungsvermögen des Körpers nicht rapid absinken zu lassen.

Das Atem-Minutenvolumen

Es stehen unserem Organismus nun zwei Möglichkeiten zur Verfügung, die Sauerstoffzufuhr innerhalb einer Minute zu steigern:

- durch Steigerung der Atemzahl, also durch rasches Atmen, und
- durch Intensivierung der Atmung.

Aufgrund von Untersuchungen im Rahmen der Sportmedizin kam man zu dem Ergebnis, daß die Intensivierung, also die Tiefatmung, ökonomischer ist als nur eine Steigerung der Atemfrequenz.

Verständlich, daß der »Anfänger« eher zum raschen Atmen neigt, damit ihm die »Luft nicht ausgeht«. Doch nach bewußtem Erlernen der Tiefatmung wird man instinktiv die Intensivierung zur Vermehrung des Atemvolumens in Anspruch nehmen. Grundlegendes dazu werden Sie noch in den Atmungsregeln (vgl. S. 18) finden.

Was versteht man unter Zwerchfellatmung?

Wie bereits im Kapitel »Die Mechanik der Atmung« erwähnt wurde, übt die Lage des Zwerchfells eine wichtige Funktion zur Intensivierung der Atmung aus. Das Zwerchfell ist eine kuppelförmige Muskelplatte, die Brust- und Bauchhöhle voneinander trennt. Je größer nun der Atmungsumfang, die Einatmungsphase ist, um so »bewegter« fällt die Zwerchfellreaktion aus. Diese Bewegung wirkt sich auf die Bauchbewegung aus; man spricht daher auch von *Bauchatmung*.

Nun kann ein sogenannter *Zwerchfellhochstand* diese Atmungsintensität beträchtlich stören, ja sogar die Tiefatmung mitunter verhindern. Wenn der Bauchraum über die Norm angefüllt ist, z. B. bei vollem Magen oder bei Frauen während der Hochschwangerschaft, kann das Zwerchfell sich nicht nach unten senken. Es bleibt bei einer nur unergiebigen Rippen- oder Flachatmung. Zum Glück ist diese Art Hochstand vorübergehend; trotzdem sollte man es nicht versäumen, mit Hilfe der Atmungsschulung eine optimale Sauerstoffversorgung sicherzustellen.

Atmung und körperliche Leistungsfähigkeit

Hier ist nicht so sehr die sportliche Leistung gemeint, sondern insbesondere die Bewältigung der Alltagsarbeit, sei es nun im Beruf oder im Haushalt. In jedem Fall ist es wichtig, daß die gesamte Atemmechanik möglichst ökonomisch verläuft. Bauch- und Brustatmung wirken gemeinsam, und dieses Zusammenspiel kann optimal intensiviert werden. *Auch die Luftqualität spielt eine Rolle:* In sauerstoffarmer, also verbrauchter, Luft ermüdet man rascher, die energiespendende Reserve fehlt.

Nun läßt man sich anfangs als Laie noch dazu verleiten, bei körperlicher Belastung die Einatmung zu forcieren, ja sogar dabei den Bauch einzuziehen. Dadurch verhindert man aber die Zwerchfellatmung: Das Zwerchfell kann nicht nach unten sinken, die Tiefatmung ist blockiert!

Daher: Volle Konzentration auf die Ausatmung!
Dies hat noch den Vorteil, daß man nach gründlicher Ausatmung mehr Raum für Frischluft schafft. Wie bereits im Kapitel »Die Atemwege« erwähnt, ist die *Nasenatmung* vorzuziehen, da die Luft vorgewärmt, angefeuchtet und von Staubpartikelchen befreit wird. Bedenken Sie auch, daß in der Kälte, z. B. beim Wintersport, die Nasenatmung vor allzu großer Auskühlung im Bronchienbereich schützt.

Reicht bei großer Belastung die Nasenatmung allein nicht mehr aus, kann vorübergehend die Mundatmung miteinbezogen werden, jedoch immer zusammen mit der Atmung durch die Nase! Ist die große Belastung überwunden, wird wieder nur durch die Nase eingeatmet.

Atmungsregeln

- Führen Sie die Phase des Ausatmens bewußt und intensiv durch.
- Blasen Sie die verbrauchte Luft zur Selbstkontrolle hörbar aus dem Mund.
- Sowohl die Aus- als auch die Einatmung ist vom aktiven Mitwirken der Muskulatur abhängig. Brust- und auch Bauchraum können nur dann geweitet bzw. verengt werden, wenn die Muskeln »mitspielen«. Je inaktiver dieses Muskelspiel, um so geringer das Atmungsvolumen.
- *Bei Krafteinsatz*, also bei körperlicher Anstrengung, *ausatmen!* Auf keinen Fall die Luft anhalten und dadurch eine Preßatmung herbeiführen mit allen negativen Wirkungen! Also atmen Sie z.B. beim Wegschieben eines schweren Kastens anhaltend aus, und pressen Sie nicht die Lippen zusammen, denn dadurch kommt es zu einem Blutdruckanstieg!
- Stimmen Sie Atmung und Bewegungsablauf aufeinander ab, und bringen Sie sie in Einklang, sowohl was die Intensität als auch was das Tempo betrifft. Dazu mehr unter »Atmungstest« (vgl. S. 19).
- Tragen Sie keine beengenden Kleidungsstücke, denn ein Druck auf den Brustkorb, auf die Bauchdecke würde die Einatmungsphase behindern. Schwindel bis hin zu Ohnmachtsanfällen haben ihre Ursache mitunter in mangelhafter Sauerstoffversorgung!
- Nehmen Sie sich im Laufe des Tages hin und wieder zum bewußt ausgeführten Tiefatmen Zeit. Gelegenheit dazu finden Sie gewiß. Dann einfach das Fenster auf... und konzentriert durchatmen!

Atmen Sie richtig?

Diese Frage ist nur dann zu beantworten, wenn man mit Hilfe einer Testübung Informationen darüber erhält, wie es mit den Atmungsgewohnheiten bestellt ist, wie man sich in der Praxis auch bei nur geringer Bewegung verhält. Wir laden Sie daher ein zu einem:

Atmungstest

Wählen wir dazu eine einfache gymnastische Übung, die den meisten von Ihnen bekannt sein wird: *Aus der Rückenlage zum Sitzen hochkommen!*

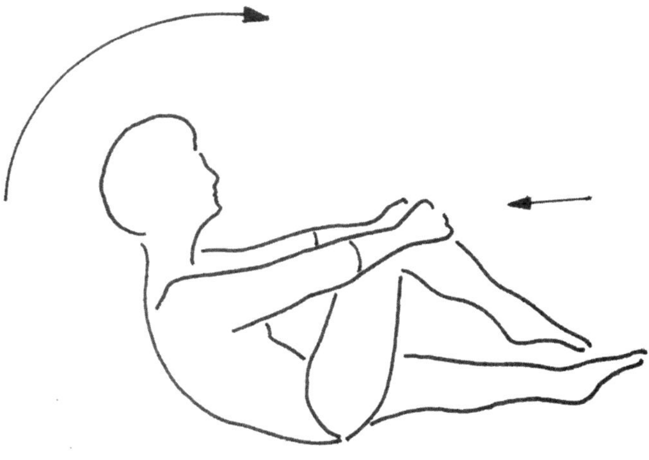

Wie fällt es leichter?

① Wenn man die Atmung außer acht läßt, die Luft »anhält«, den Mund zusammenpreßt, mit Kraft ans Werk geht?

② Wenn man während des Aufrichtens einatmet?

③ Wenn man während des Aufrichtens, während der Bauchmuskelspannung ausatmet?

Die dritte Version ist richtig: Während des Hochkommens setzt die Bauchmuskelspannung ein. Würde man in diesem Moment durch Einatmen dieser Muskelspannung entgegenwirken, käme man nur mit größter Mühe hoch; man könnte dann diese Übung nicht oft wiederholen und somit keinen ausreichenden Trainingseffekt erreichen. Würde man sogar die Atmung blockieren, wie unter Version ① angesprochen, käme eine erhöhte Herz-Kreislaufbelastung hinzu.

So mancher Bewegungsablauf wird überhaupt erst dann möglich, wenn man ihn sinnvoll mit der Atmung verbindet, Atmung und Bewegung koordiniert, denn: Jeder Bewegungsablauf besteht aus einer Phase der Muskelspannung und aus einer der Entspannung.

Grundsätzlich! Die Spannungsphase zum Ausatmen, die Entspannung zum Einatmen nutzen.

Atmungsregeln beim Sport

- Das Tempo der Atmung, die Folge von Aus- und danach Einatmen, richtet sich nach der Bewegungsintensität. Ein langsamer Bewegungsablauf wird zu einer Verlangsamung der Atemtätigkeit führen, ohne jedoch die Intensität zu beeinträchtigen. Ein rasches Bewegen wird hingegen den Atmungsrhythmus steigern.

- Man vermeide aus Rücksicht auf die positive Wirkung der Atmung allzu schnelle Bewegungsabläufe, denn die Koordination von Atmung und Bewegung könnte so gestört werden.

- Allzu langsames Bewegen wiederum würde mitunter zum Luftanhalten verleiten, es käme zu Muskelverspannung, zu Sauerstoffmangel und Bewegungsarmut.

- Jeden Bewegungsablauf, jede gymnastische Übung immer so beginnen, daß die *Ausatmungsphase am Anfang steht* (z. B. sich zuerst vorneigen, bücken, bevor man den Körper hochstreckt). Auf diese Weise schafft man sogleich von Beginn an »Platz« fürs darauf folgende intensive Einatmen.

- Bei plötzlichem Krafteinsatz ausatmen, die Luft sogar ruckartig aus dem Mund stoßen, um ein Maximum an Energieeinsatz möglich zu machen. (Im Kapitel »Atmung und körperliche Leistungsfähigkeit« wurde bereits Grundlegendes dazu gesagt.)

- Bei gleichförmig ablaufenden Bewegungsfolgen, wie sie rasches Gehen oder Laufen mit sich bringen, bewußt eine gleichförmige Atmungsfolge anstreben. Auf alle Fälle wieder *die Phase des Ausatmens forcieren!*

- Und sollten Sie doch einmal außer Atem kommen, dann auf keinen Fall vermehrt einatmen. Sie würden die Atemnot nur noch verschlechtern. Auch jetzt heißt es: Intensiv ausatmen, um wieder zum geregelt ablaufenden Atmungsrhythmus zu finden.
- »Seitenstechen« tritt vorwiegend während des Laufens durch Fehlatmung auf! Dann stehen bleiben, die Beine breitstellen, den Oberkörper locker vorhängen lassen, intensiv ausatmen. Ein- oder zweimal wiederholen ..., und schon ist es verflogen!

Mit Sicherheit wird man sich anfangs während des Übens vermehrt mit dieser Koordination von Atmungsrhythmus und Bewegungsablauf auseinandersetzen müssen, doch bald wird Ihr Körper positiv reagieren, die bedeutende Hilfe der richtigen Atmung annehmen, schätzen und nutzen. Bei den folgenden Übungsanleitungen finden Sie stets den Hinweis auf die zweckmäßige Atmung!

Wer richtig atmet, lebt gesünder

Aus medizinischer Erfahrung weiß man, daß jene Menschen eher zu Erkältungskrankheiten neigen, deren Lunge nur mangelhaft »durchlüftet« wird, die also nur oberflächlich atmen, zuviel verbrauchte Luft speichern. Außerdem nimmt die Tiefatmung einen bedeutenden Einfluß auf das Herz-Kreislaufsystem. Aus der Praxis, ja meist aus eigener Erfahrung, weiß man, daß allzu langes Liegenmüssen bei einer Erkrankung nicht nur auf die Muskeln, sondern auch auf die Atmungsorgane »lähmend« wirkt; man wird daher immer wieder ermahnt werden, sich doch hin und wieder aus dem Krankenbett zu erheben, zumindest liegend bewußt tief und konzentriert zu atmen.

Achten Sie auf Ihre Körperhaltung!
Wer gebückt sitzt, steht oder geht, verhindert durch das Zusammensacken des Brustraumes jede Atmungsintensität. Nicht ohne Grund schließt man aus der Körperhaltung des Menschen auf dessen gesundheitliche Verfassung, auf Vitalität, Energie, Selbstsicherheit, Arbeits- bis hin zu Lebensfreude! Depression und Unsicherheit äußern sich oft in gebückter Haltung. Auch bereits betagtere Menschen können eine unglaublich positive Ausstrahlung haben – dank tadelloser Körperhaltung und Tiefatmung. Sie sollten sich diese Erfahrung zunutze machen.

Wer richtig atmet, lebt intensiver
Die Atmung ist Grundlage der Gesundheit, der Selbstsicherheit, der Vitalität! Denn wie sollte man das Leben, jeden Tag nach eigenem Ermessen gestalten, bereichern können, wenn es an der grundlegenden Energie fehlt, keine Triebfeder vorhanden ist, das Sichgehenlassen zu verhindern? Gewiß, auch unvermeidbare Tiefpunkte im Leben können eher bewältigt werden, wenn man zu einer positiven Haltung zurückfindet. Etliche Menschen leben »an der Oberfläche«, befassen sich nur am Rand mit ihrer Gesundheitspflege, überhören wichtige Ratschläge des Arztes, verlassen sich ganz auf die »Service-Verpflichtung« der Krankenkasse.

Weshalb nicht mit etwas Selbstkontrolle an sich arbeiten, zum Beispiel durch die Beachtung des richtigen Atmens, anstatt in Desinteresse bis hin zu Teilnahmslosigkeit die kostbare Zeit zu vergeuden und vieles zu versäumen? Wie bei so vielem kommt es nur auf einen Versuch an!

Atmungstechnik als Basis jeder Körperschulung

In einer kurzen Übersicht soll hier erwähnt werden, daß es ohne Beachtung der Atmung keine vernünftige Körperschulung geben kann.

★

Die gesamte Bewegunglehre des Yoga setzt die Konzentration auf die Atmung voraus. Die Yogis bezeichnen die Beherrschung der Tiefatmung mit *pranayama,* zusammengesetzt aus *prana* (der Atem) und *ayana* (kontrollieren). Die totale Konzentration auf die Atmung allein kann tiefes Meditieren und eine enorme Körperbeherrschung bewirken.

★

Bei *Isometrik* macht gerade die Atmung besondere Schwierigkeiten, denn die Harmonie von Bewegungsablauf und Atmungsrhythmus fehlt. Isometrische Übungen werden im Gegensatz zu isotonischen (gymnastischen) Bewegungsaufgaben durch Einsatz von anhaltender Muskelspannung ausgeführt. Nun aber soll während dieser mitunter über fünf Sekunden andauernden Spannung ruhig weitergeatmet werden. Die Muskelimpulse durch Spannung und darauffolgende Entspannung fehlen; man wird daher nie wirklich intensiv und total atmen. Doch auf jeden Fall wird man für die Atmung sensibilisiert. Bei dieser Muskelschulung steht aber besonders die Stärkung der Muskulatur im Vordergrund.

★

Beim *autogenen Training* wird eine völlige Loslösung von körperlicher Aktivität angestrebt. Durch bewußtes Beruhigen der Atmung und durch passives Verhalten des Körpers wird jenes Sichfallenlassen erreicht, das zur erstrebten Entspannung, zum Sichfreimachen führt. Am deutlichsten

wird die Einschätzung der Atmung verständlich durch die Übungsformel »Ich werde geatmet, es atmet mich«, nicht wie im aktiven Verhalten durch »Ich atme«. Eine Art Selbsthypnose durch Totalentspannung wird dadurch erzielt.
Beim »Zurücknehmen« bzw. Übungsende und Bewußtwerden wird sowohl die Aktivierung der Atmung als auch die Mobilisierung der Muskeln eingesetzt.

★

Beim *Stretching* hat der Atmungsrhythmus aber eine nebensächliche Bedeutung, ähnlich wie bei der Isometrik. Um die Elastizität und Durchblutung im Muskel anzuregen, wird durch Dehnung ein Stretchingeffekt angestrebt. Dabei soll diese Dehnphase ebenfalls zumindest fünf Sekunden anhalten und wie bei Isometrik während dieser Zeit ruhig weitergeatmet werden. Da hier keine extreme Muskelleistung eingesetzt, fällt dieses Weiteratmen leichter als bei isometrischen Übungen.

★

Bei *Gymnastik* fällt die Harmonie von Atmung und Bewegungsablauf am leichtesten. Durch die Wechselwirkung von Sichbeugen und anschließendem Hochstrecken ergibt sich zumeist wie von selbst der richtige Einsatz der Atmung. Der Bewegungsrhythmus überträgt sich auf den Rhythmus der Atmung, und – wie wir bereits bei den Atmungsregeln im Sport erwähnten – jeder Bewegungsablauf wird leichter, schwungvoller, intensiver und daher auch effektvoller ausfallen. Kein Wunder, daß eben jene einfachen Atmungsübungen aus der isotonischen Bewegungslehre (Gymnastik) grundlegend zum Erlernen der richtigen Atmung eingesetzt werden.

★

So, und nun wird es höchste Zeit, endlich zur Praxis überzugehen!

Übungen zum Erlernen der Totalatmung

Am sichersten kann man die Atmung anregen, wenn man speziell Übungen auswählt, die geradezu zwangsläufig zu einer sinnvollen Verbindung von Bewegungsablauf und Atemtechnik führen, wie es bereits beim Atmungstest vorgestellt wurde. Denn: Trotz aller Konzentration auf das Ausatmen ist es mitunter für Anfänger nicht ganz einfach, die bisher noch nie bewußt solche Übungen ausgeführt haben und die auch über kein ausgeprägtes Körpergefühl verfügen.

> Denken Sie nochmals daran, daß diese Gymnastik nicht zur Leistungssteigerung geübt wird, sondern vor allem Ihrer Tiefatmung nützt mit allen positiven Folgen, als da sind: Haltungsverbesserung, Beweglichkeit und Energieversorgung durch mehr Sauerstofftanken!

Wiederholen Sie bitte jede Übung ein paar Mal, denn Sie müssen sich ja erst auf den Bewegungsablauf einstellen und *dann* die Konzentration auf die Tiefatmung richten. Und vor allem auch den »Schwung« nutzen, nie unter Dauerspannung sein, sondern die fließende Folge von Spannung und Entspannung fühlen (zwingend damit verbunden und abhängig davon der ebenso fließende Wechsel von Ausatmen und Einatmen!).

Täglich nur zehn Minuten Atmungsübungen bringen mehr, als nur in großen Intervallen und dann womöglich unter »Druck« zu üben.
Dies sind lauter gutgemeinte Empfehlungen, damit Sie Ihr persönliches Optimum erreichen und auch mit Bewegungserlebnis bei der Sache sein können.
Wir schlagen ein Vier-Wochen-Programm für den Anfang vor, das Sie dann sogleich mit dem darauffolgenden Programm zur Steigerung der Totalatmung fortsetzen sollten.

Das Vier-Wochen-Programm

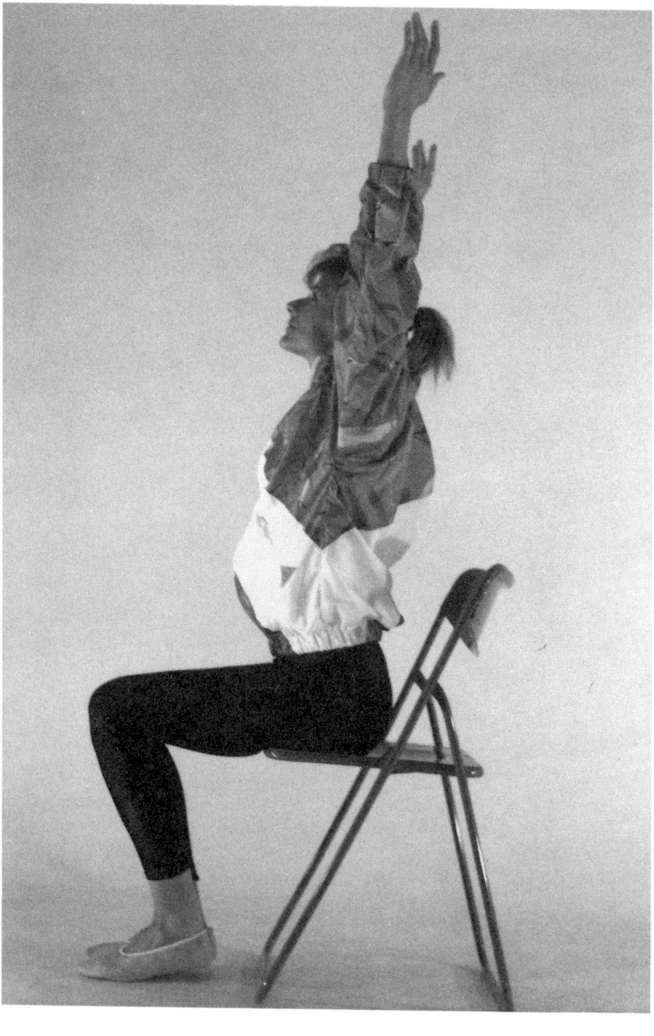

1 Auf einem sicher stehenden Stuhl sitzen, die Unterschenkel senkrecht zum Boden stellen, Arme hochstrecken.

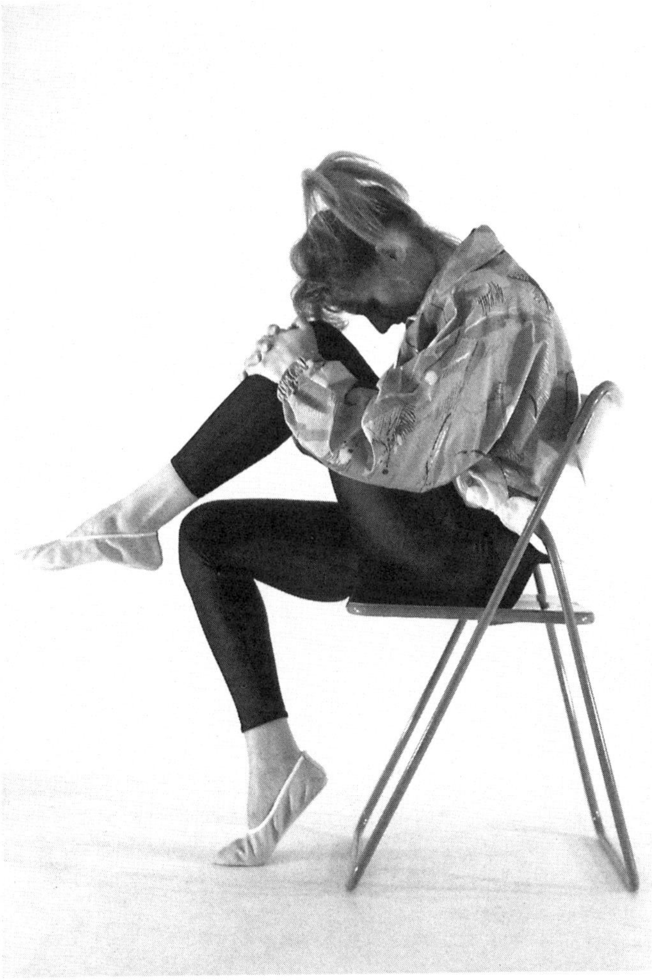

B e w e g u n g s a b l a u f : Linkes Bein angewinkelt heben, Knie festhalten, zum Körper drücken, Kopf senken, *ausatmen*. Sich langsam wieder aufrichten, Fuß auf den Boden stellen, Arme heben, einatmen. Mit jedem Bein 4mal wiederholen; auf die Beweglichkeit im Rücken achten!

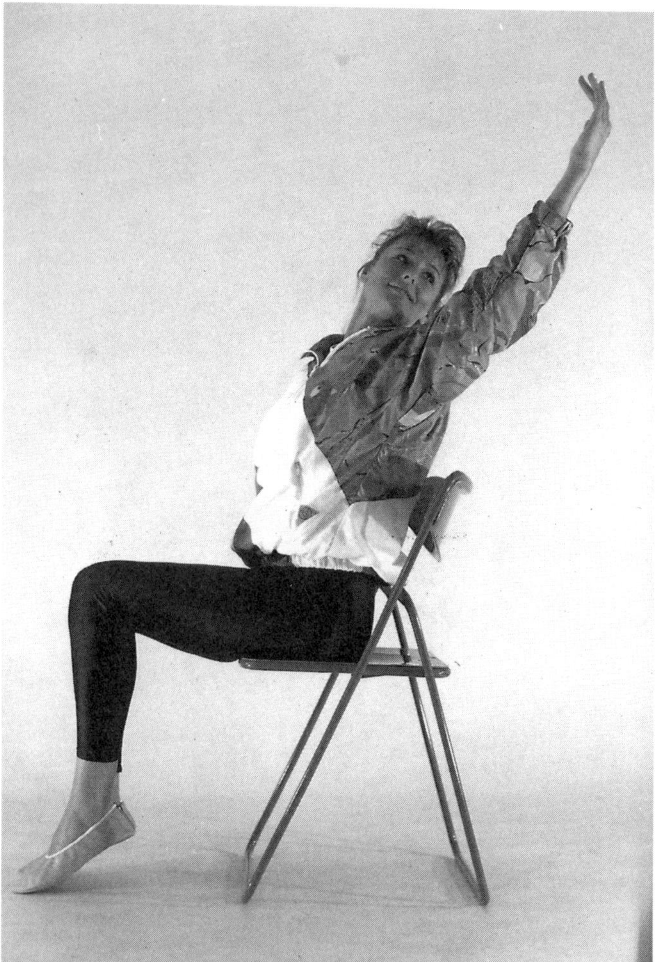

2 Sitzend weiterhin die Beine angestellt lassen, den linken Arm hochhalten, zur Hand blicken.

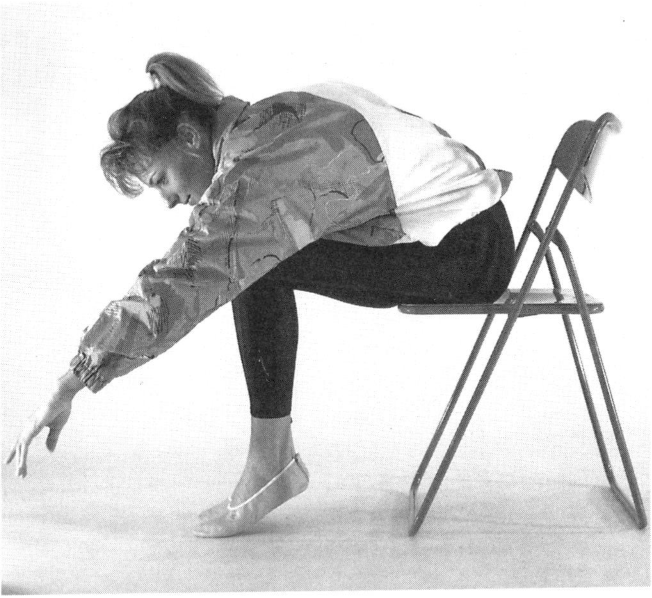

Bewegungsablauf: Den linken Arm nach hinten senken, Oberkörper links neigen, mit der Hand zum Boden kommen, *ausatmen*. Dann den Arm nach vorn hochheben, aufrichten, einatmen (also große Armkreise neben dem Körper schwingen). Je Arm 6mal durchkreisen!

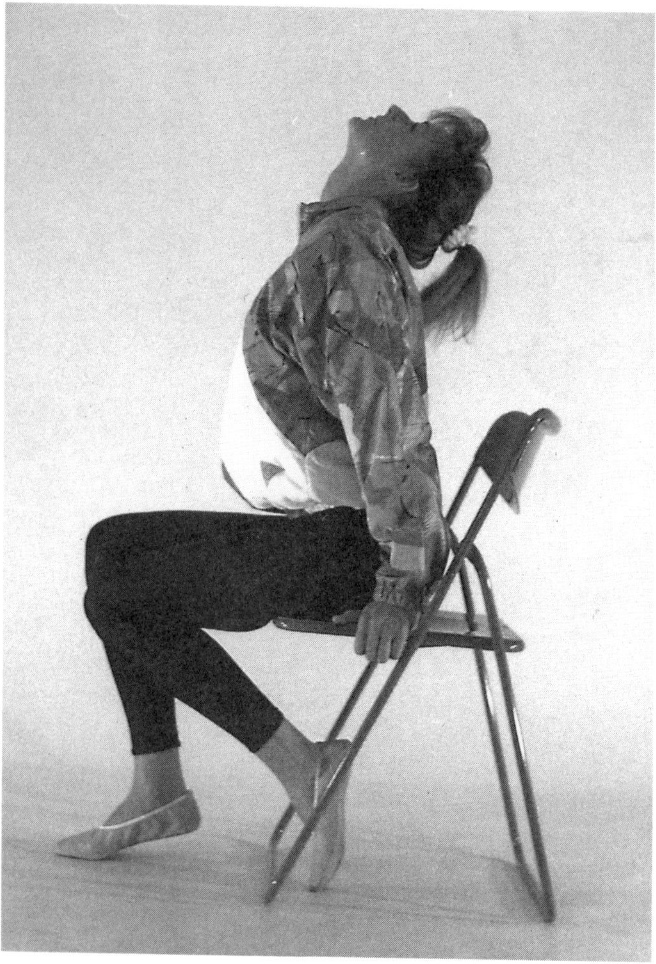

3 Sitzen, den linken Fuß etwas unter den Stuhl bringen, um den Rücken extrem zu strecken, Kopf zurückneigen.

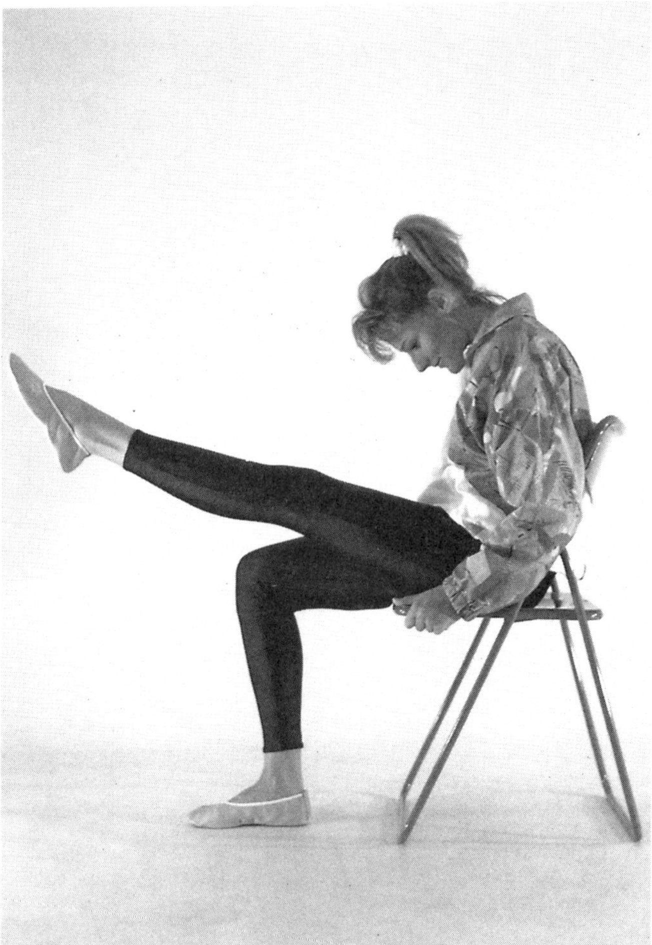

B e w e g u n g s a b l a u f : Das linke Bein vorstrecken, dazu im Kreuzbereich elastisch nach hinten ausweichen, nachgeben, Kopf senken, *ausatmen*. Dann das Bein wieder anwinkeln, Rücken aufrichten, einatmen. Je Bein 4–6mal wiederholen; auf einen »weichen« Bewegungsablauf achten!

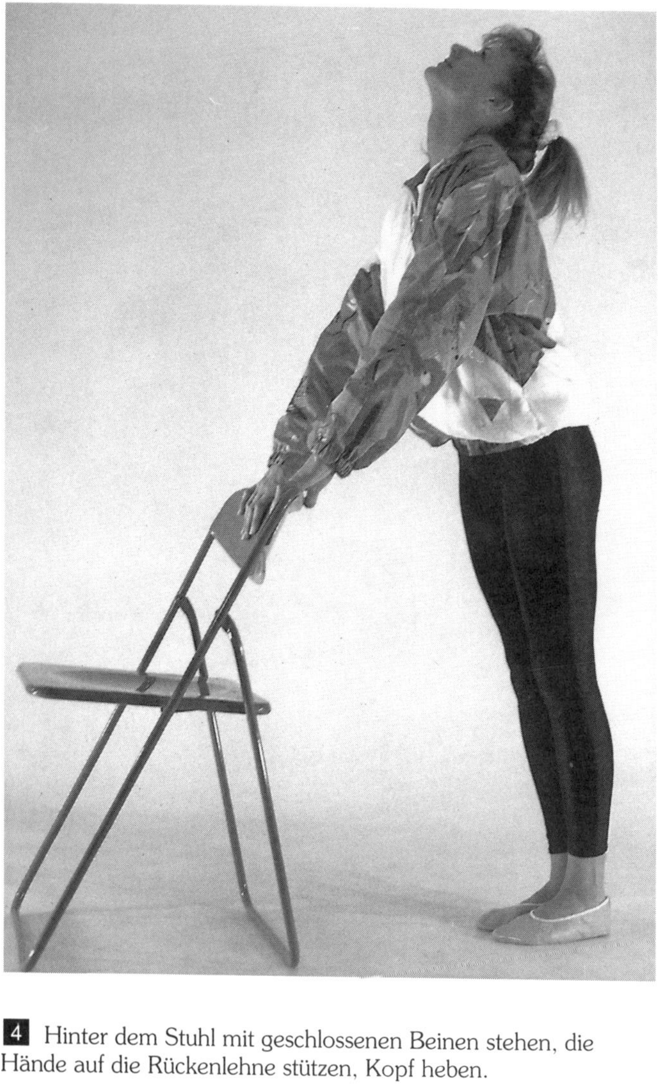

4 Hinter dem Stuhl mit geschlossenen Beinen stehen, die Hände auf die Rückenlehne stützen, Kopf heben.

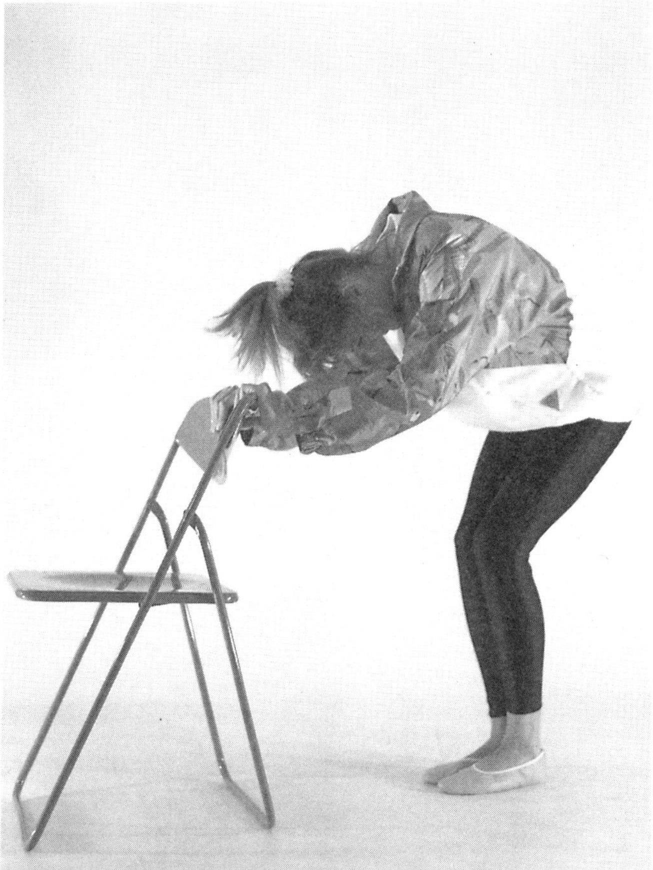

B e w e g u n g s a b l a u f : Oberkörper vorneigen, Kopf senken, Knie leicht vordrücken, Bauch- und Sitzmuskeln spannen, *ausatmen*. Langsam wieder zur Körperstreckung aufrichten, Kopf heben, Beine strecken, einatmen. 8–10mal wiederholen; intensiv ausatmen.

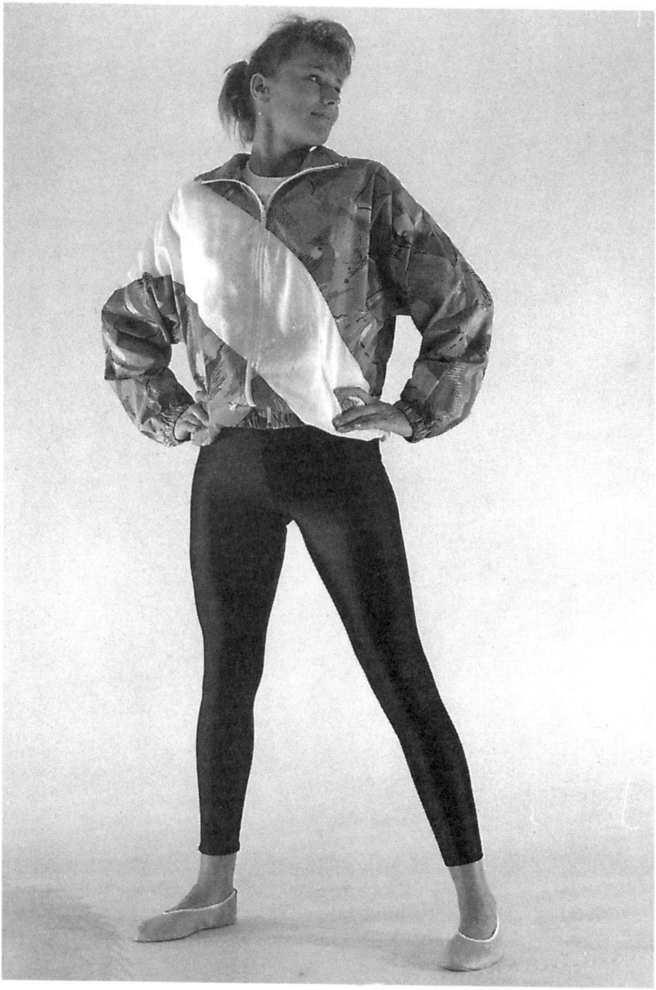

1 Beine breitstellen, Hände am Becken abstützen, den Rücken strecken und Kopf leicht zur Seite wenden.

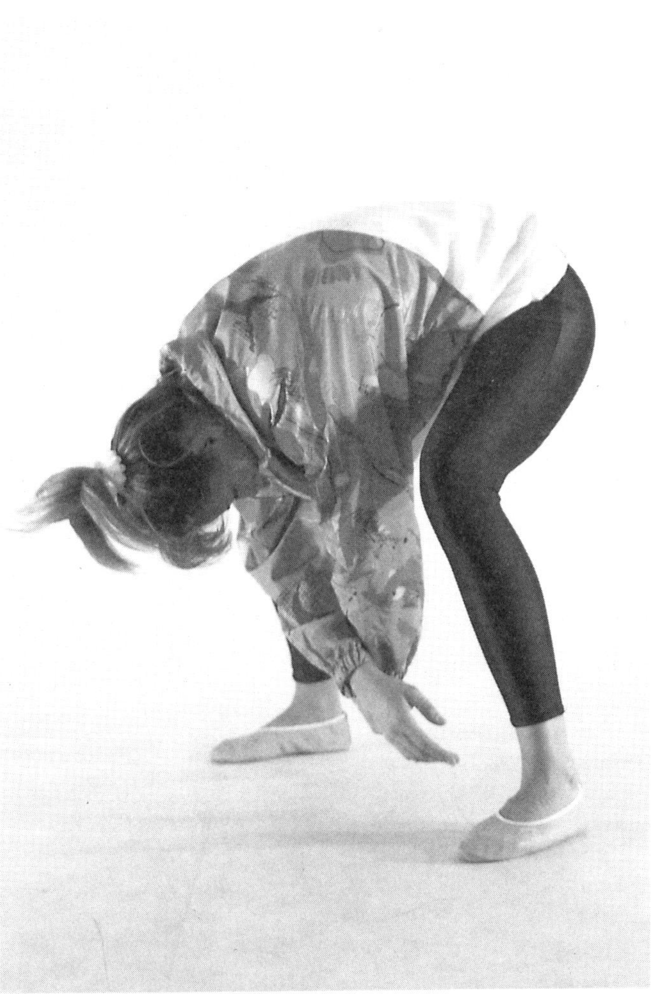

Bewegungsablauf: Die Arme nach vorn senken, den Oberkörper nach unten hängen lassen, locker in beiden Knien nachgeben, intensiv *ausatmen*. Langsam wieder aufrichten, Hände einstützen, Rückenmuskeln spannen, einatmen. 8–10mal wiederholen; konzentriert ausatmen.

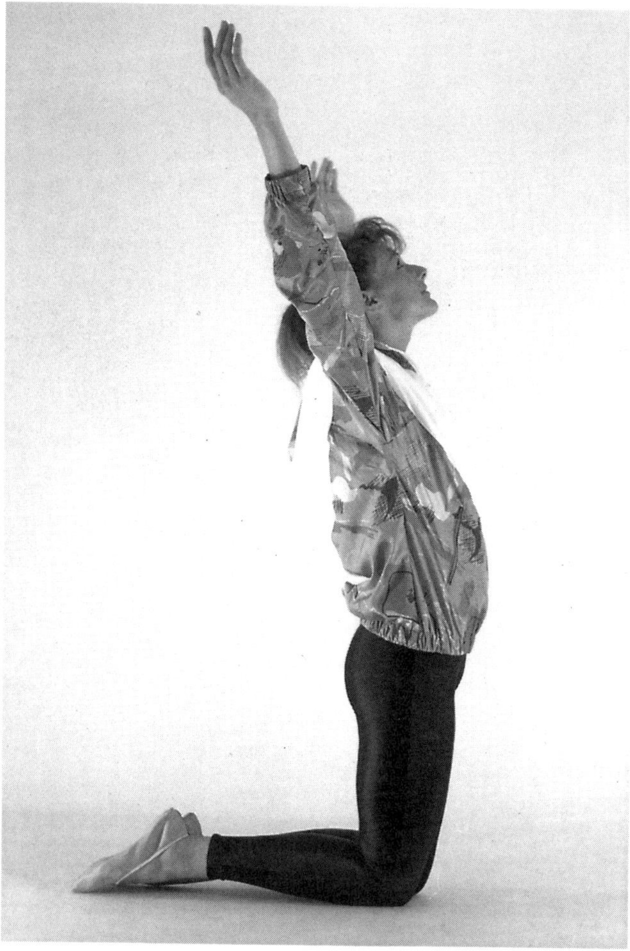

2 Knien, beide Arme hochstrecken, Kopf heben, auf eine totale Körperspannung achten.

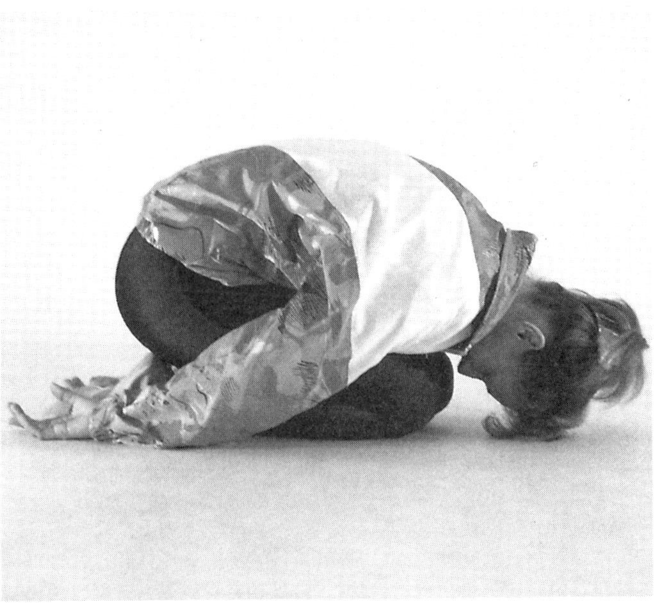

Bewegungsablauf: Langsam auf die Fersen setzen, Oberkörper vorneigen, Stirn bis zum Boden bringen, Arme und Schultern in dieser »Ei«-Stellung hängen lassen, *ausatmen*. Dann langsam wieder zur Ausgangsstellung aufrichten, einatmen. 6–8mal wiederholen.

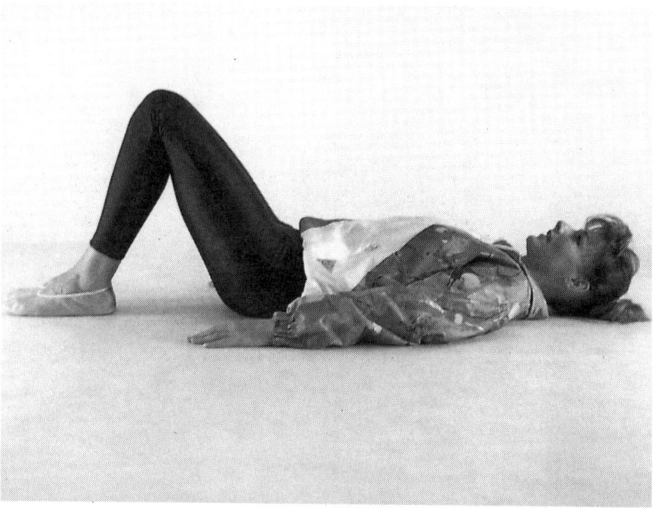

3 Auf dem Rücken liegen, die Beine nahe zum Becken stellen, die Arme liegen neben dem Körper.

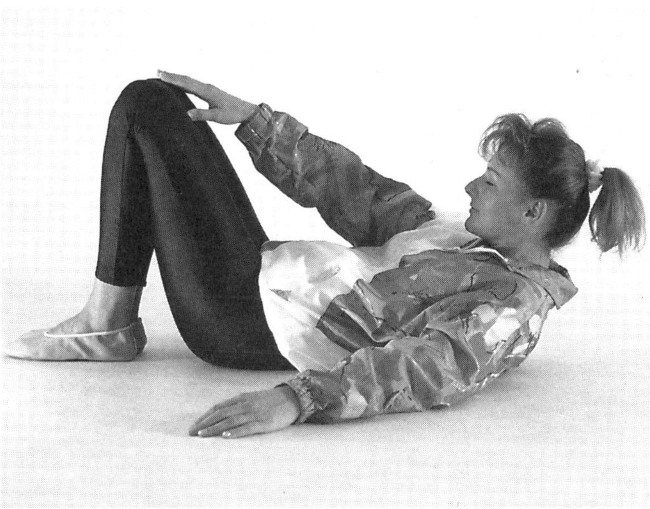

B e w e g u n g s a b l a u f : Mit der rechten Hand zu den Knien vorgreifen, Kopf heben, Bauchmuskeln spannen, *ausatmen*. Kopf wieder zurück zur Entspannung senken, einatmen. Mit jedem Arm gut 4mal wiederholen, langanhaltend *ausatmen*, den Kreuzbereich gegen den Boden drücken.

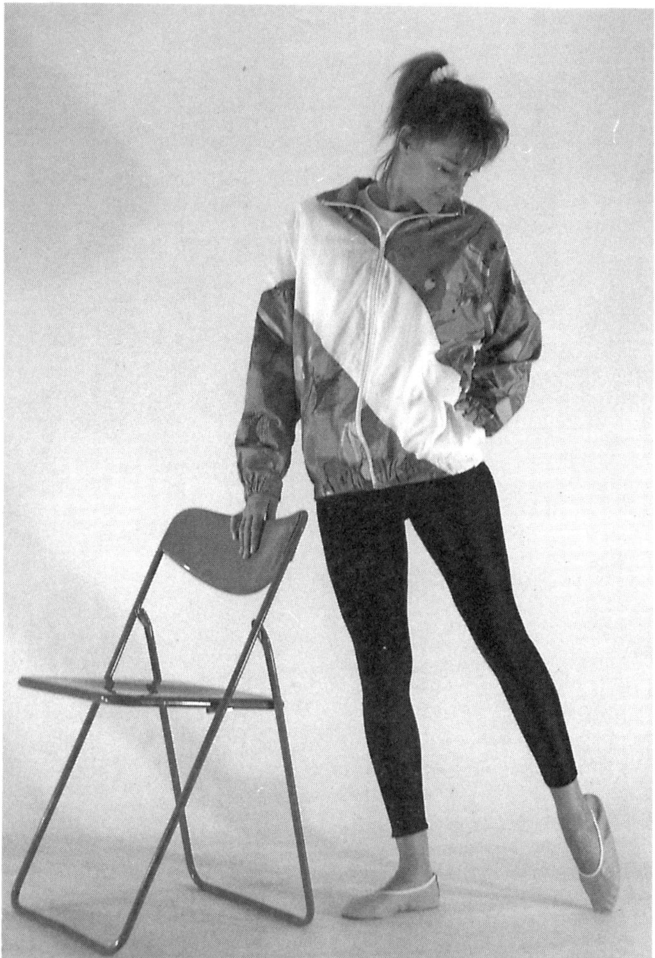

4 Hinter einem Stuhl stehen, die rechte Hand auf die Rückenlehne stützen, das rechte Bein eine Schrittlänge nach hinten stellen, Sitzmuskelspannung!

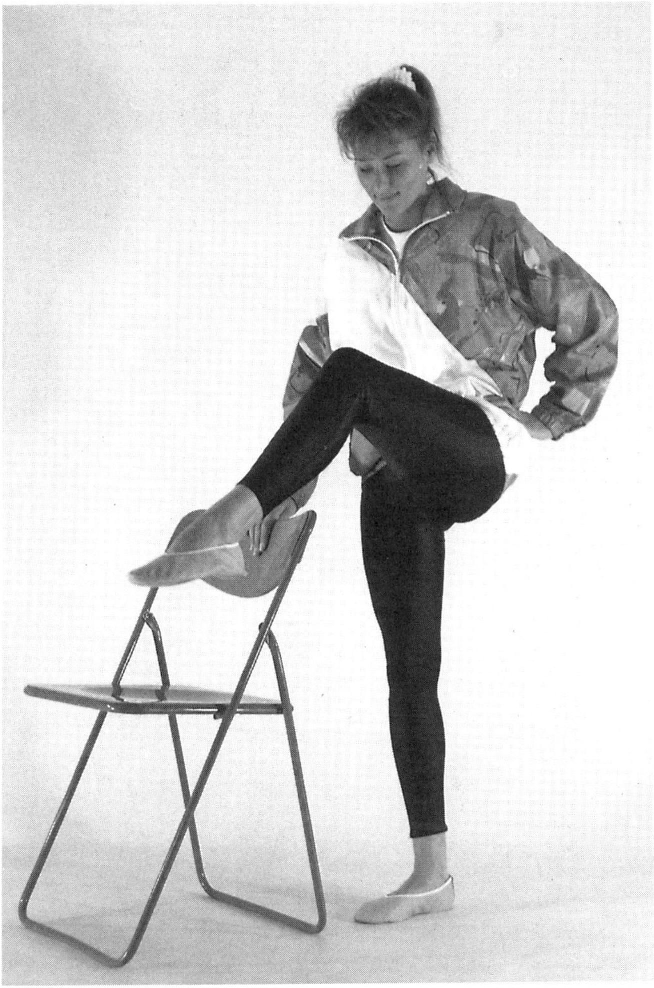

B e w e g u n g s a b l a u f : Das rechte Bein nach vorn hoch anwinkeln, mit Schwung in Richtung Oberkörper beugen, Kopf senken, *ausatmen*. Das Bein wieder nach hinten abstellen, Rücken aufrichten, einatmen. Je Bein 6mal wiederholen; Schwung nutzen!

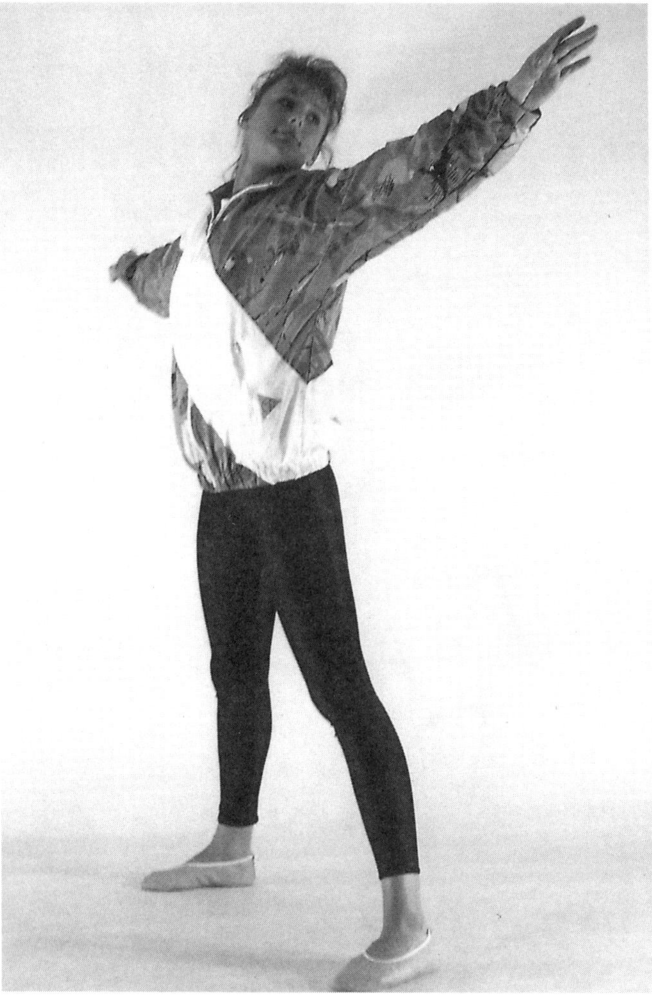

1 Beine breitstellen, die Arme in Schulterhöhe ausbreiten, zur linken Hand blicken, Rücken strecken.

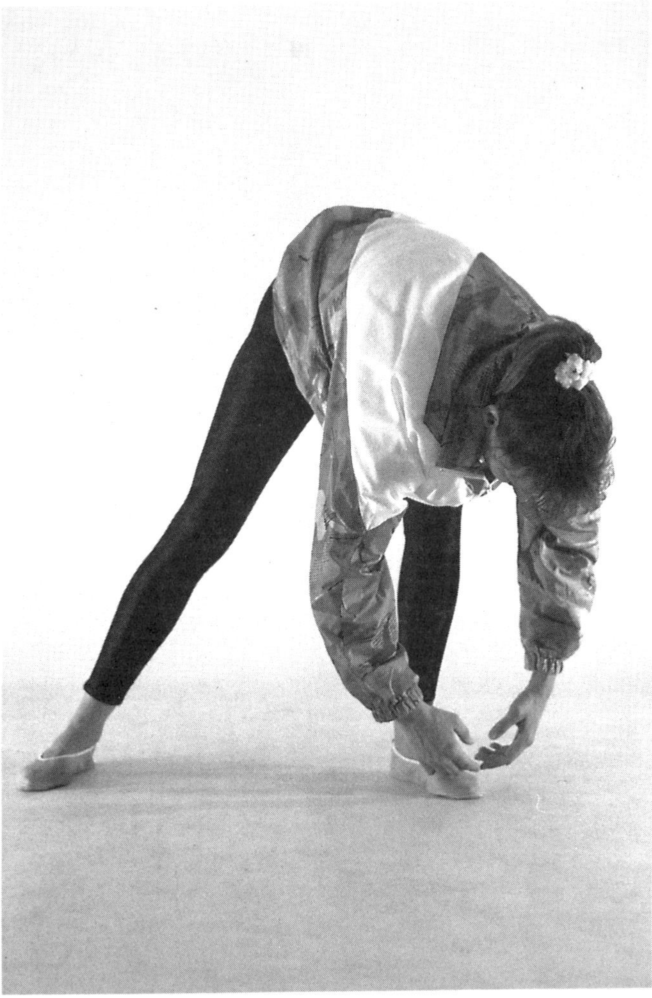

B e w e g u n g s a b l a u f : Oberkörper links neigen, linkes Bein belasten, locker im Knie nachgeben, entspannt nach unten hängen, Schultern »fallen lassen«, *ausatmen*. Langsam wieder aufrichten, Rücken strecken, einatmen. 4mal wiederholen, dann nach der anderen Seite hin üben.

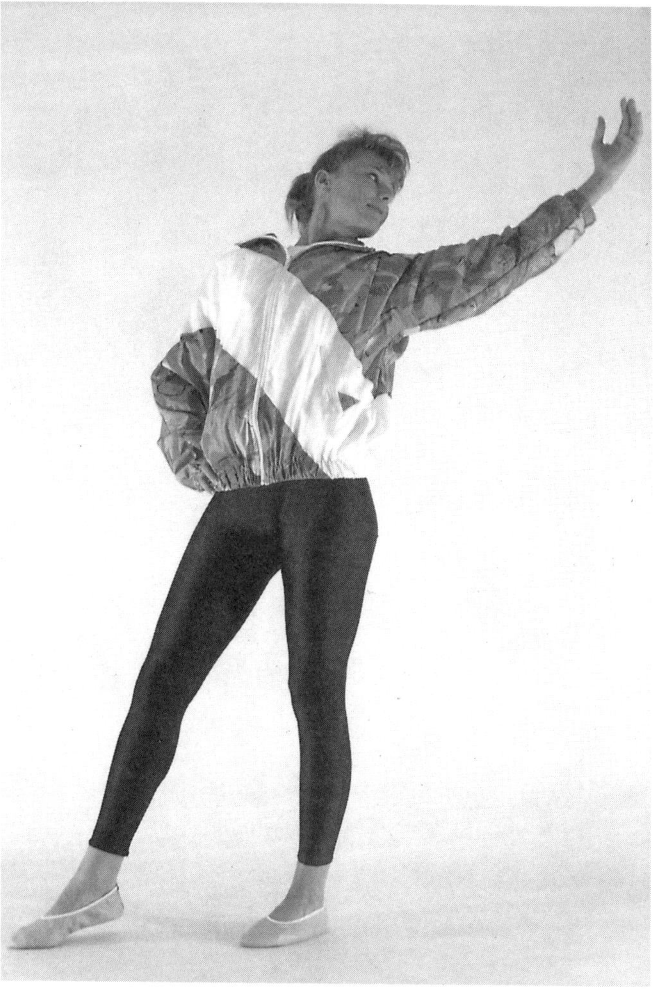

2 Schrittstellung, rechtes Bein vor, linken Arm hochhalten, zur Hand blicken, Körper hochstrecken.

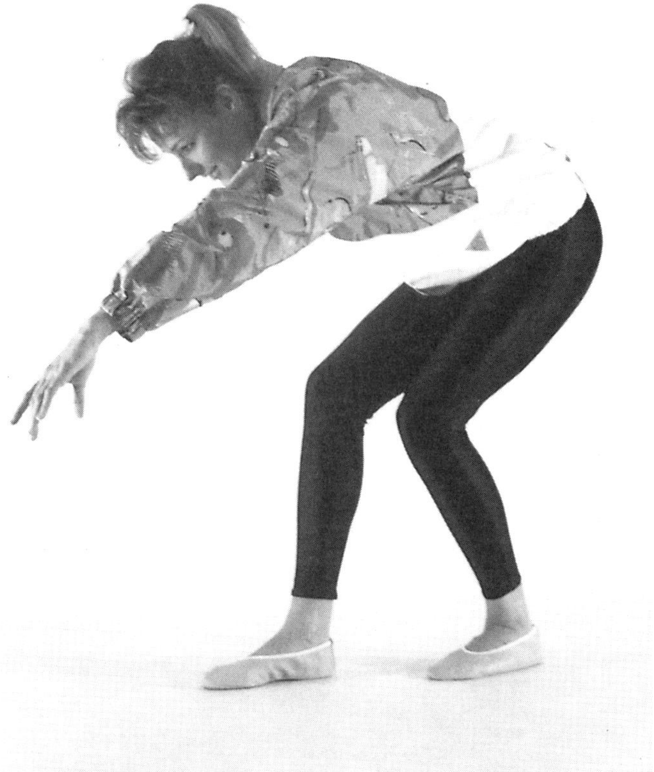

B e w e g u n g s a b l a u f : Den rechten Arm zum Boden senken, Oberkörper nach unten neigen, locker in beiden Knien nachgeben, *ausatmen*. Dann den Arm nach vorn hochschwingen, Rücken wieder aufrichten, einatmen. 4mal wiederholen, dann die Beinstellung wechseln; mit dem rechten Arm durchkreisen.

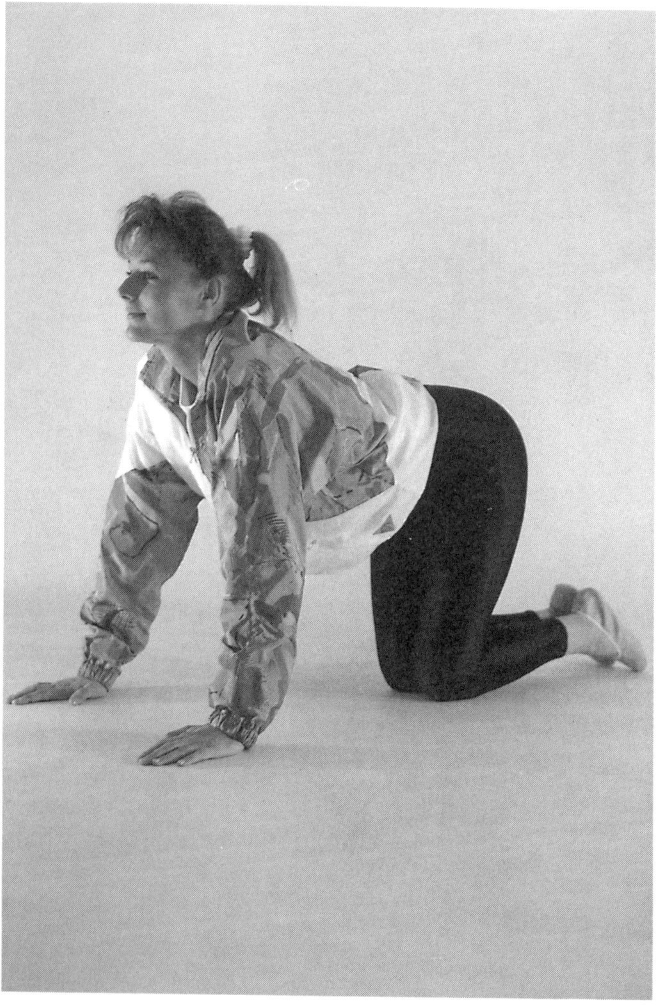

3 Auf einer weichen Unterlage knien, die Hände zu einer Bankstellung vorn aufstützen.

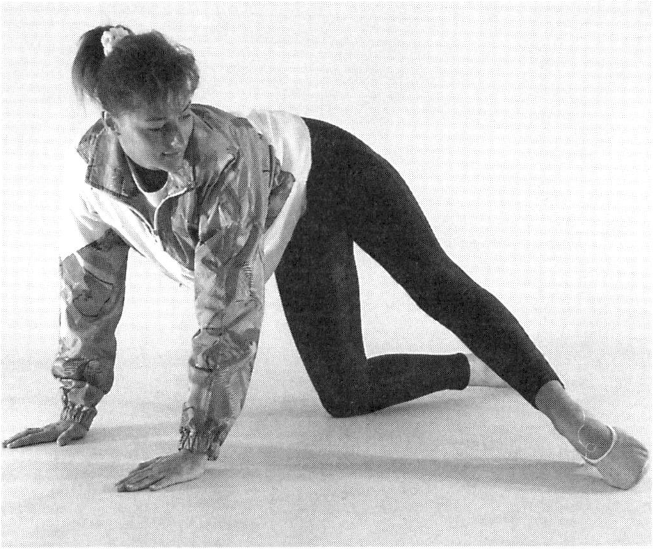

Bewegungsablauf: Das linke Bein schwungvoll links vorschleudern, intensiv *ausatmen*, zum Bein blicken. Dann wieder zurückbringen, einatmen. Je Bein 4mal wiederholen, dann noch 8mal abwechselnd üben.

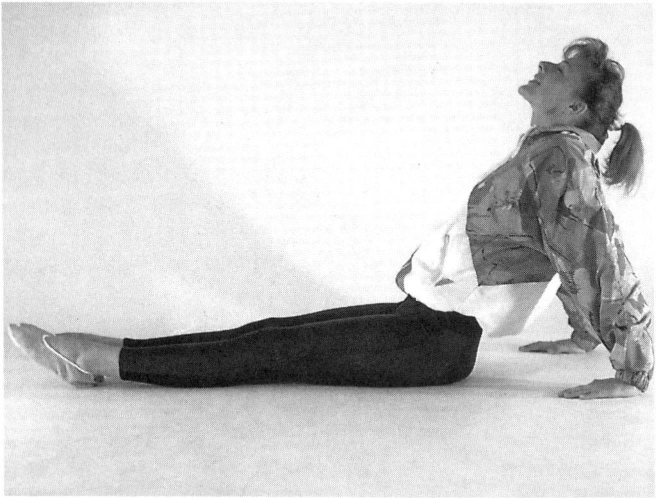

4 Sitzen, die Beine langstrecken, die Hände hinten auf den Boden stützen, Kopf heben, Rücken strecken.

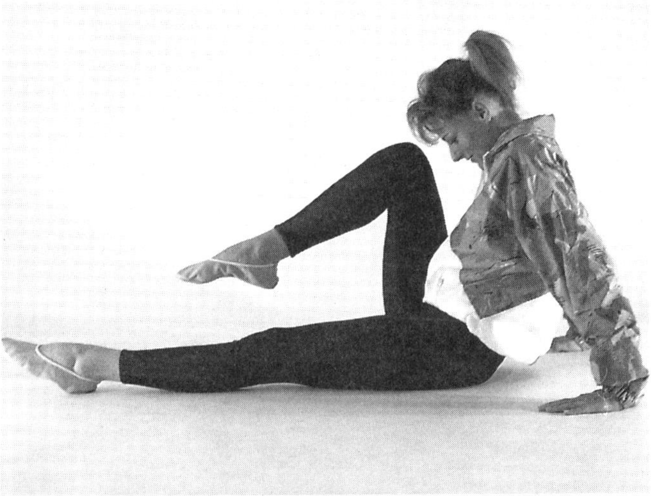

Bewegungsablauf: Rechtes Knie in Richtung gesenkte Stirn anwinkeln, im Rücken nachgeben, nach hinten ausweichen, *ausatmen*. Bein wieder strecken, sich aufrichten, Kopf heben, einatmen. Je Bein 4mal wiederholen; es auch mit beiden Beinen gleichzeitig versuchen!

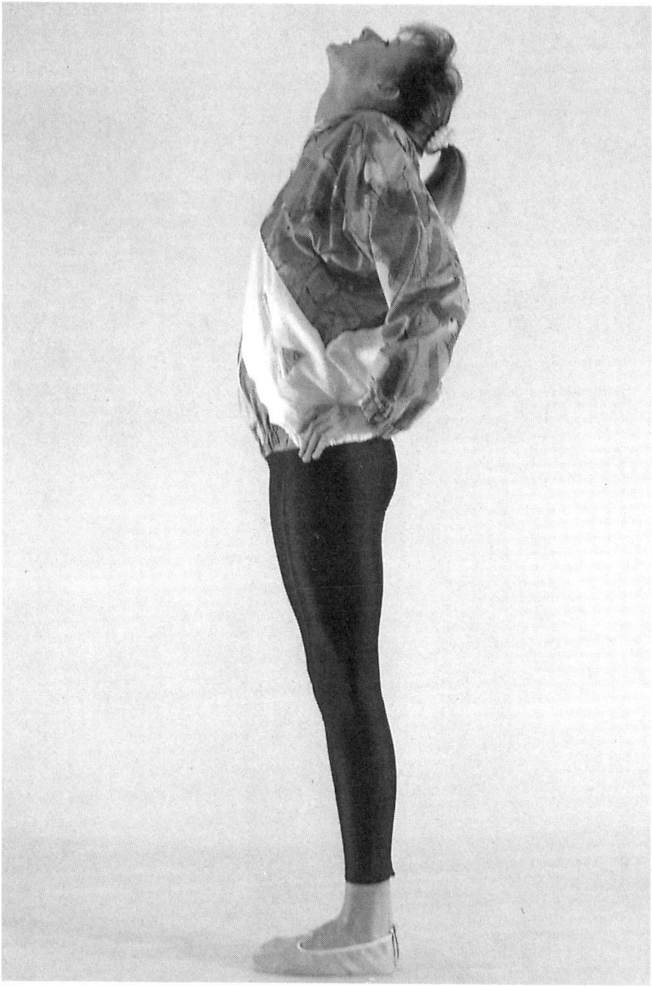

1 Mit geschlossenen Beinen stehen, die Hände so ans Becken stützen, daß die Finger zur Bauchdecke zeigen.

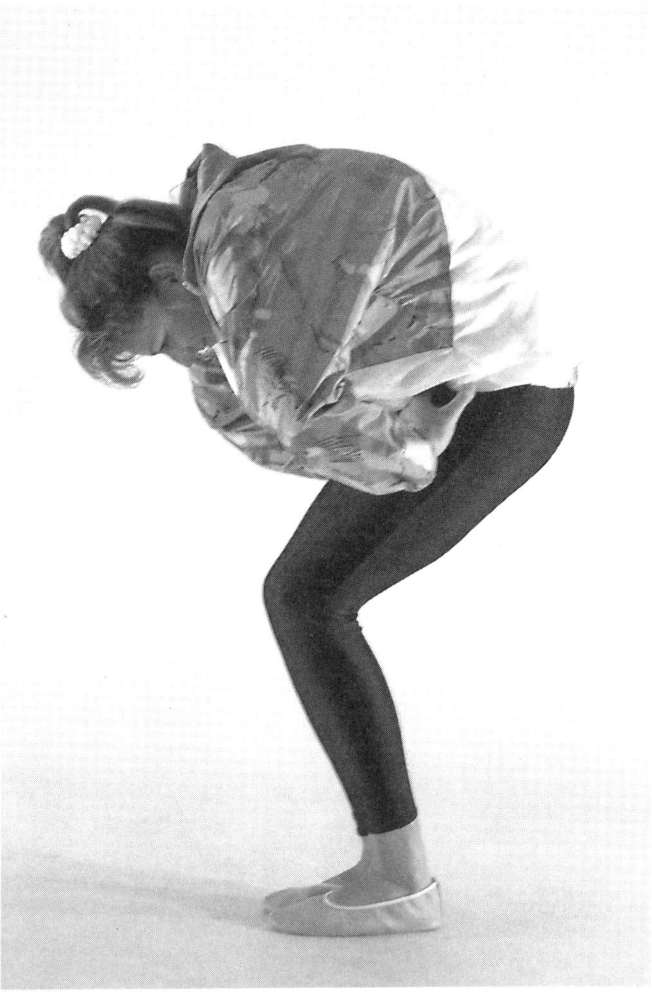

B e w e g u n g s a b l a u f : Langsam den Oberkörper vorneigen, zugleich die Knie leicht beugen, die Hände drücken auf die Bauchdecke, Kopf senken, *ausatmen*. Dann langsam wieder aufrichten, Rücken bewußt strecken, Kopf heben, einatmen. 8–10mal wiederholen; konzentriert üben.

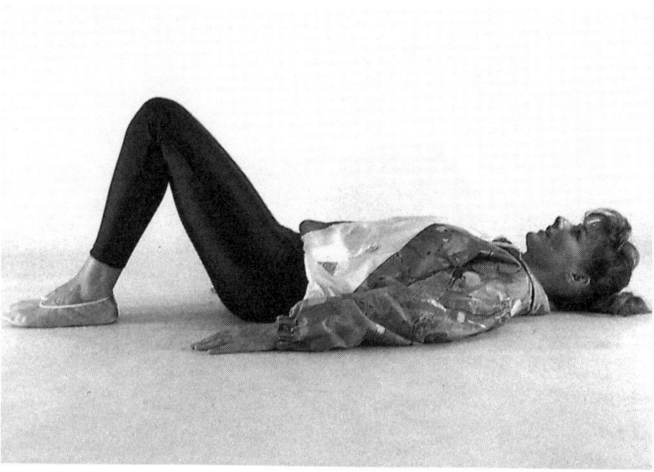

2 Rückenlage, die Füße nahe zum Becken stellen, die Arme liegen neben dem Körper, sich entspannen.

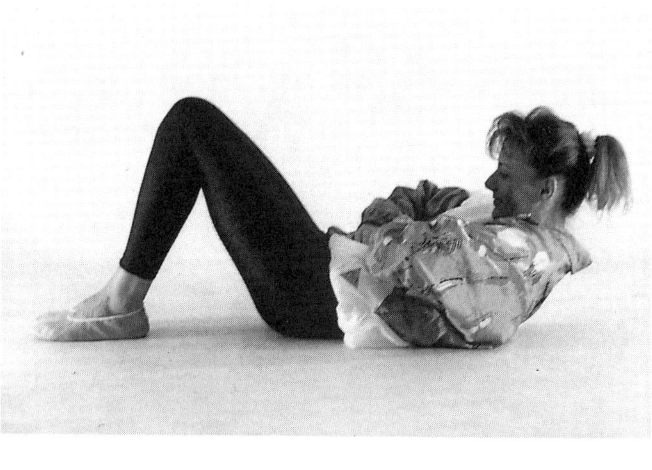

Bewegungsablauf: Die Hände auf die Bauchdecke legen, den Kopf heben, *ausatmen*. Die Hände drücken gegen die Bauchdecke, um die Ausatmung zu intensivieren. Dann wieder zur Entspannung senken, einatmen. 8–10mal wiederholen.

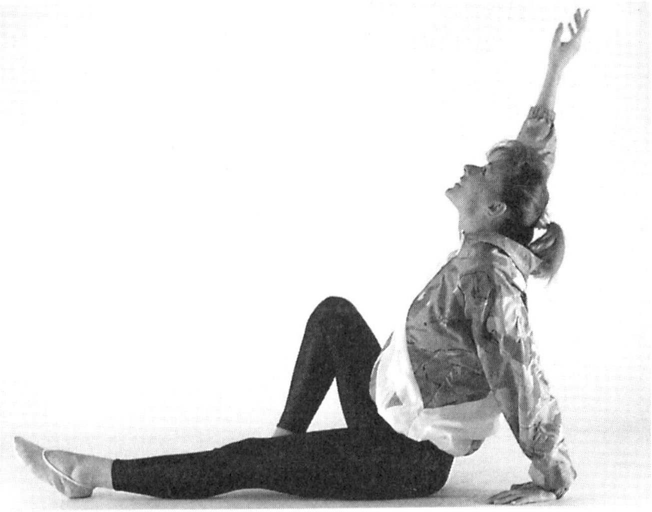

3 Sitzen, das rechte Bein anwinkeln und abstellen, die linke Hand hinten aufstützen, rechten Arm hochhalten.

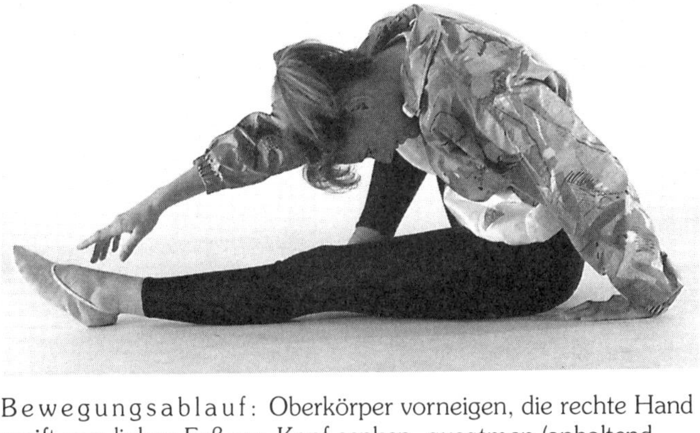

Bewegungsablauf: Oberkörper vorneigen, die rechte Hand greift zum linken Fuß vor, Kopf senken, *ausatmen* (anhaltend ausatmen). Dann langsam wieder zur Rückenstreckung aufrichten, Arm heben, einatmen. 4mal wiederholen, Beinstellung wechseln, mit dem linken Arm nach vorn greifen.

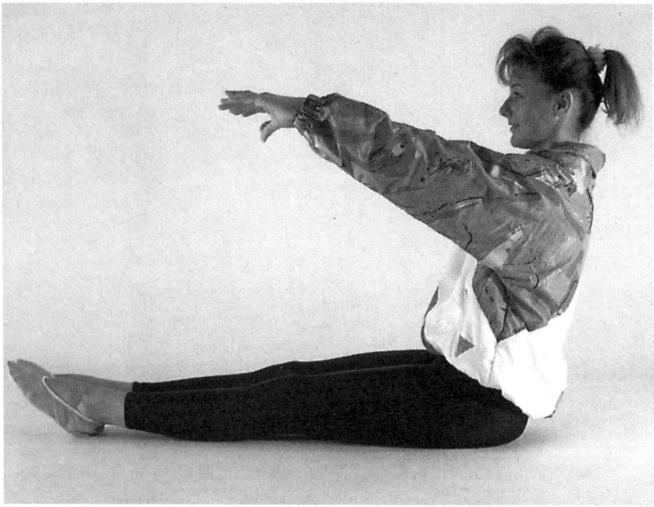

4 Mit langgestreckten Beinen sitzen, die Arme vorhalten, Rückenspannung!

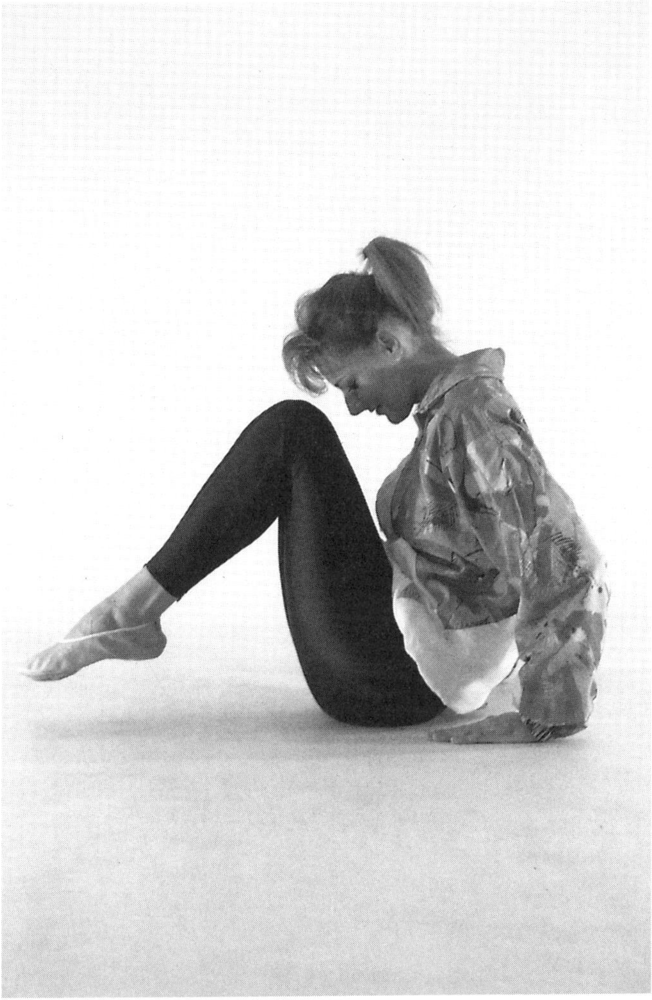

Bewegungsablauf: Die Hände schräg hinten auf den Boden stützen, zugleich beide Knie zur Stirn anwinkeln, im Rücken elastisch nachgeben, *ausatmen*. Dann die Beine wieder zum Boden strecken, Rücken aufrichten, einatmen. 6–8mal wiederholen.

Übungen zur Steigerung der Totalatmung

Bravo, Sie haben das erste Vier-Wochen-Programm mit Erfolg absolviert, jetzt auch an Bewegungssicherheit gewonnen und gewiß Freude am gezielt wirksamen Sichbewegen. Nun heißt es weiterüben, das grundlegende Können beim folgenden Vier-Wochen-Programm einsetzen und auch bereits bei allen Sportaktivitäten nutzen, angefangen vom Laufen bis hin zu Tennis, Rudern, Radfahren, Schwimmen, um nur die am meisten bevorzugten zu erwähnen.

★

Die Steigerung der Totalatmung macht eine vermehrte Muskeltätigkeit möglich, Sie werden also nun zugleich nicht nur die Atmung intensivieren, sondern auch Ihren Körper »trainieren«. So manche Übung, die bisher nur drei- oder viermal unter größtem Krafteinsatz und Schweißausbruch bis hin zu Atemnot gelang, wird nun mitunter mühelos und mit viel Ausdauer, Trainingseffekt und noch dazu Bewegungserlebnis durchführbar sein.

Sollten Sie unbeabsichtigt einmal während des Übens einen »Rückfall« in schlechte Atmungsgewohnheiten von früher erleben, wird sich diese »Bremse« wie eine Behinderung sofort bemerkbar machen. Dann heißt es: Konzentration auf die Koordination von Übungsablauf und Atmung, *zwei- bis dreimal intensiv ausatmen,* und schon kann das Gleichgewicht wiederhergestellt werden, kann es mit Erfolg weitergehen!

Dürfen wir Sie daran erinnern, daß täglich zumindest zehn Minuten für dieses Intensiv-Training eingeplant werden sollen, wo Sie ungestört und voll konzentriert bei der Sache sein können? Die im Übungstext angegebene Anzahl, wie oft man's wiederholen soll, ist der Mindestaufwand. Selbstverständlich kann's auch öfter sein!
Und nun wünschen wir viel Energie und Spaß beim Weitermachen!

Ein weiteres Vier-Wochen-Programm

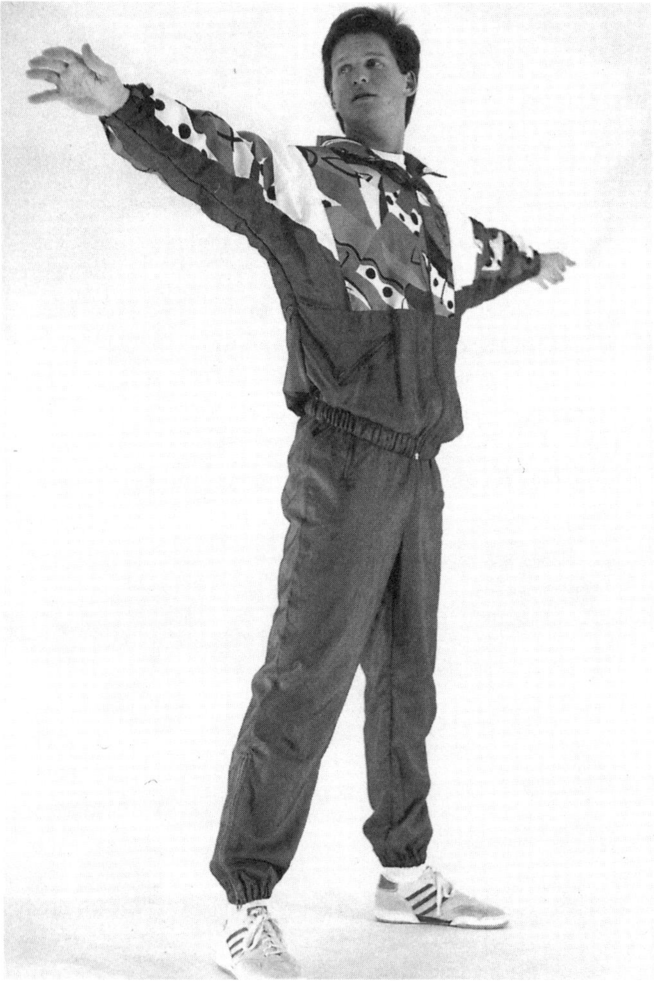

1 Beine breitstellen, Arme in Schulterhöhe zur Seite halten, Rücken aufrichten.

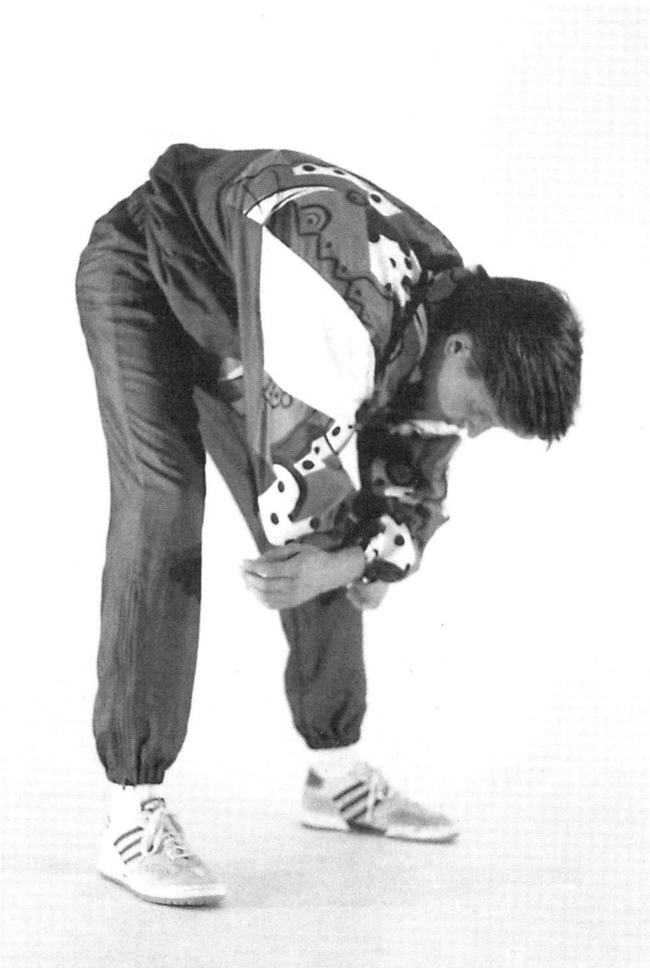

B e w e g u n g s a b l a u f : Oberkörper vorneigen, elastisch in den Knien nachgeben, Arme in Kniehöhe kreuzen, *ausatmen*. Langsam wieder aufrichten, Arme seitheben, einatmen. 6–8mal schwungvoll wiederholen.

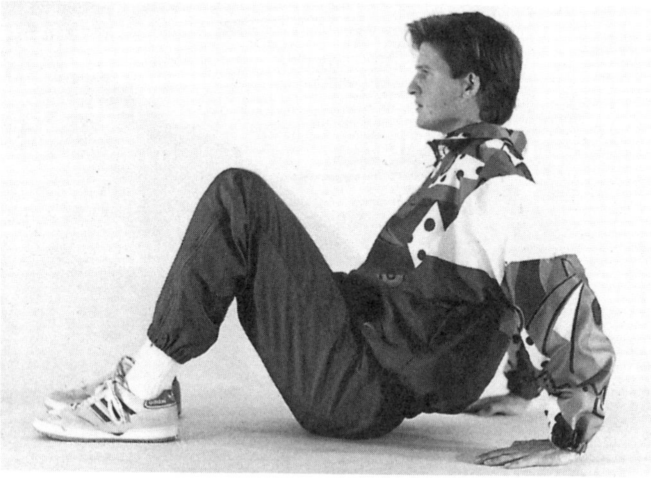

2 Sitzen, die Füße nahe zum Becken stellen, die Hände hinten auf den Boden stützen.

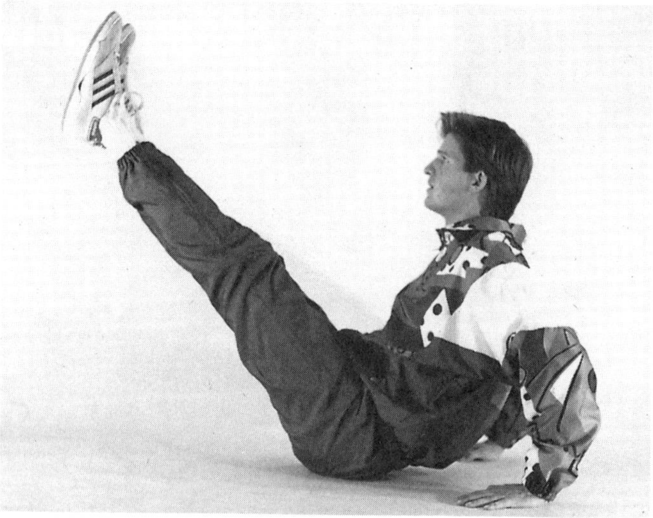

Bewegungsablauf: Die Beine hochstrecken, Arme vermehrt belasten, *ausatmen*. Dann die Beine wieder anwinkeln, Füße auf den Boden stellen, einatmen. 8–10mal üben.

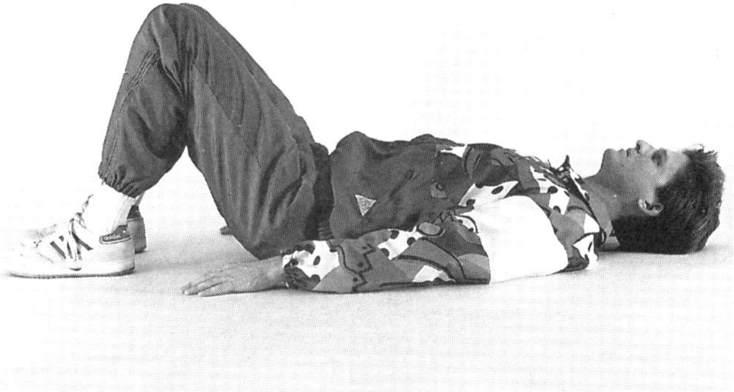

3 Rückenlage, die Beine angewinkelt auf den Boden stellen, die Arme liegen neben dem Körper.

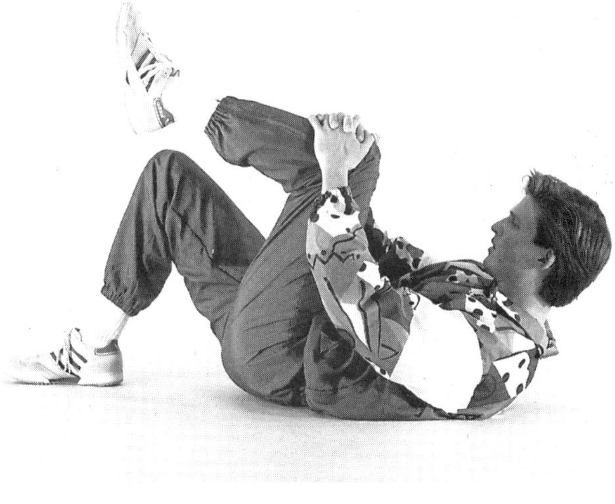

Bewegungsablauf: Ein Bein heben, zugleich auch den Kopf heben, mit beiden Händen das Knie fassen, *ausatmen*. Fuß wieder zum Boden stellen, Kopf senken, einatmen. Je Bein 4mal wiederholen; auch mit beiden Beinen probieren!

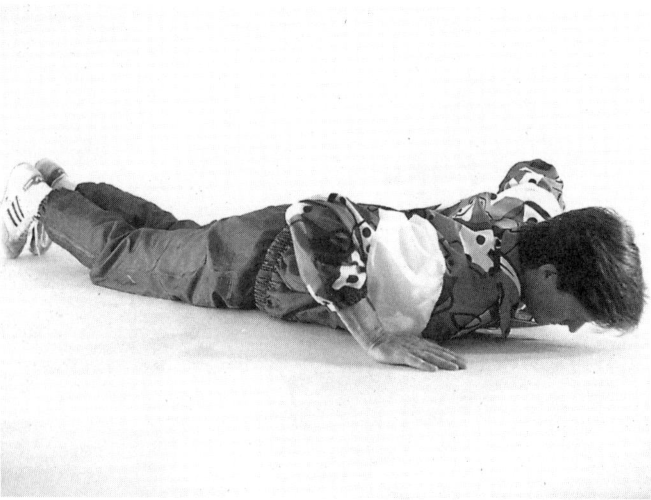

4 Bauchlage, die Hände in Schulterbreite aufstützen, die Beine bleiben gestreckt liegen.

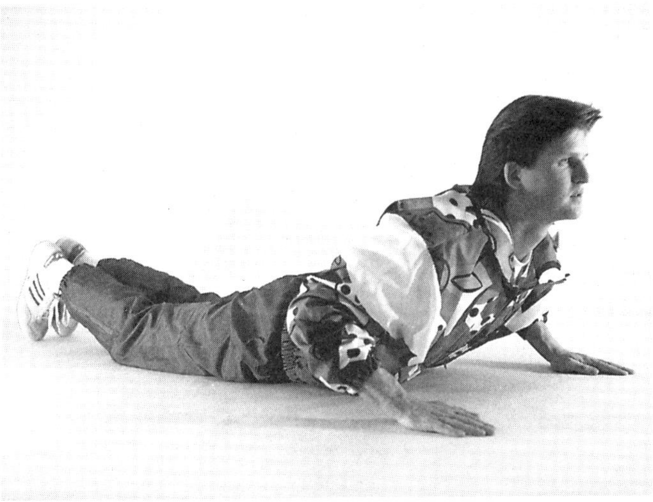

Bewegungsablauf: Durch Strecken der Arme den Oberkörper hochdrücken, Kopf heben, *ausatmen*. Langsam wieder zum Boden senken, einatmen. 8–10mal wiederholen.

Achtung! Ausnahmsweise kann die Atmung auch umgekehrt erfolgen, da beim Hochstemmen eine »Einladung« zum Einatmen erfolgt. **Wesentlich:** Intensiv durchatmen!

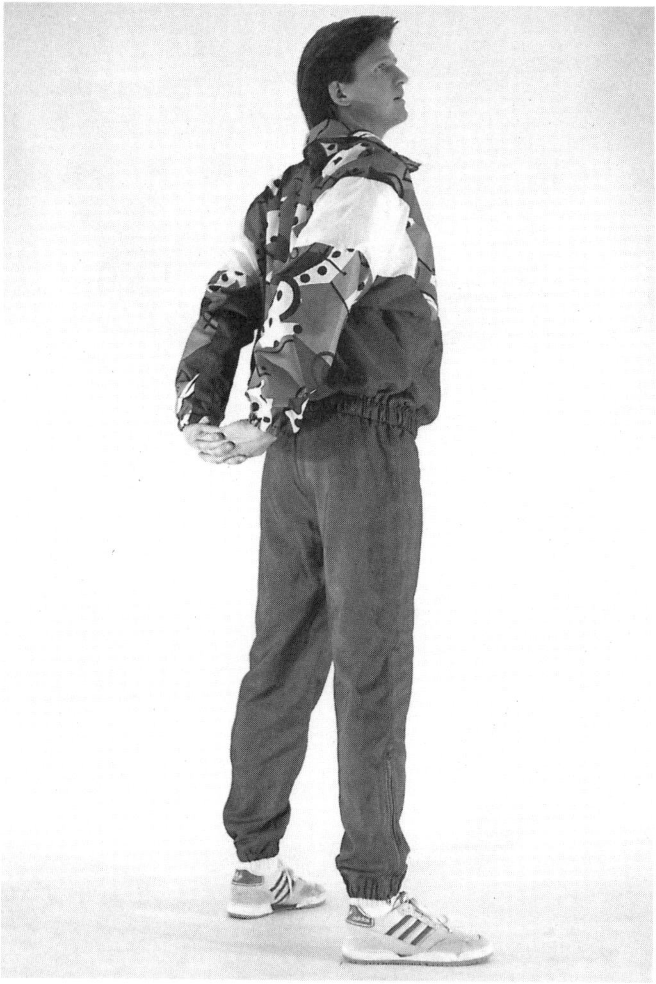

1 Beine nur wenig grätschen, mit geradem Rücken stehen, Schultern nach hinten drücken, Handfassung.

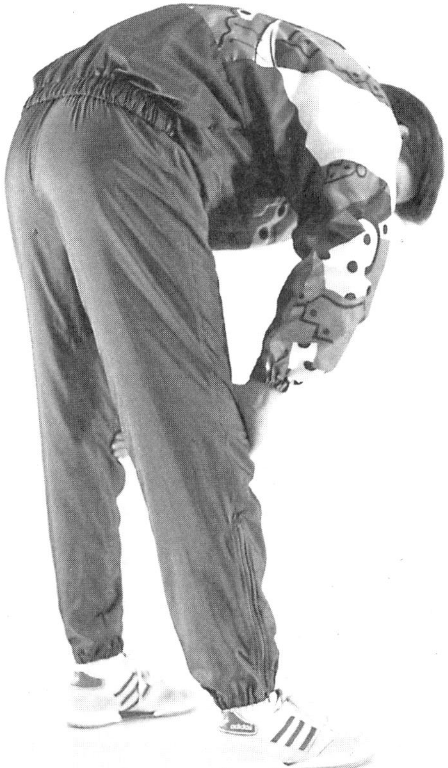

B e w e g u n g s a b l a u f : Arme vorschwingen, Hände auf die Knie legen, Knie leicht beugen, Rücken rund machen, Bauch einziehen, *ausatmen*. Wieder aufrichten, einatmen. 8–10mal wiederholen; Ausatmungsphase verlängern!

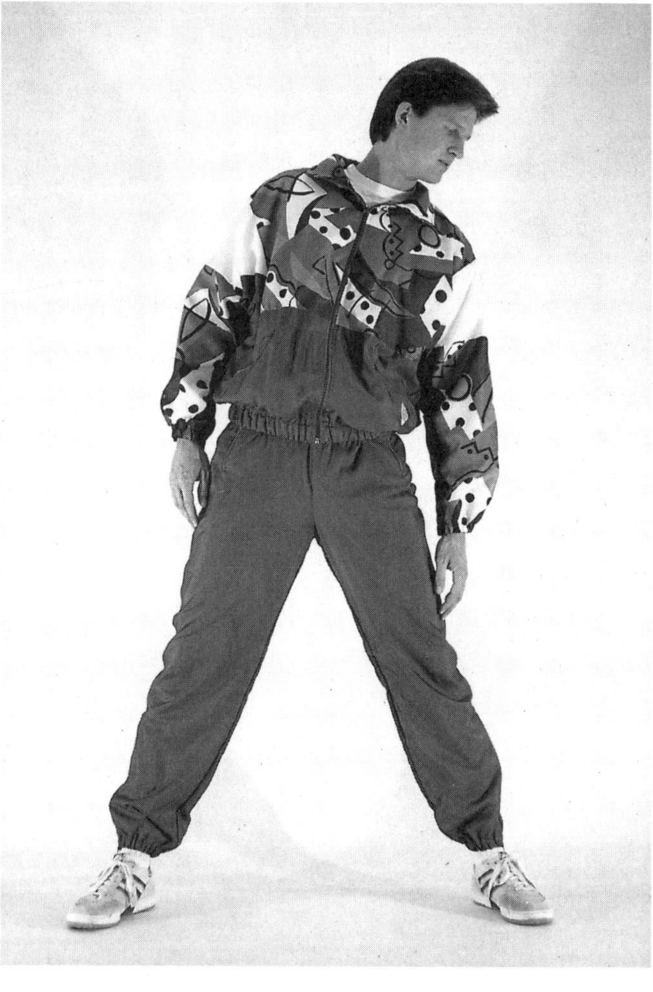

2 Beine breitstellen, Arme seitlich hängen lassen.

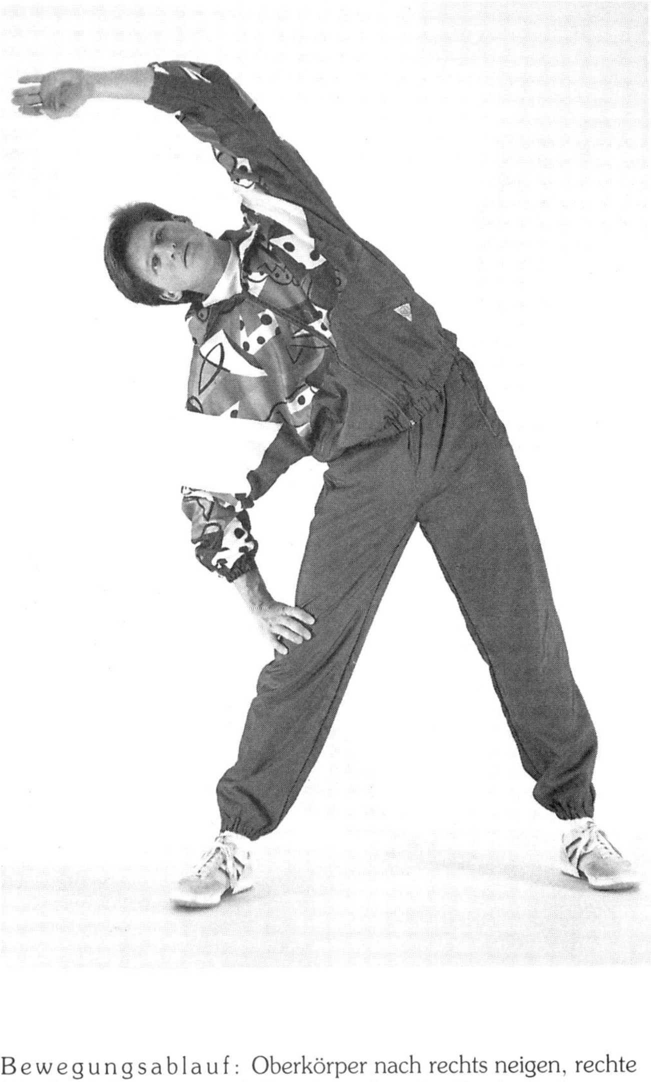

B e w e g u n g s a b l a u f : Oberkörper nach rechts neigen, rechte Hand aufs Bein stützen, linken Arm über den Kopf schwingen, verharren, *ausatmen*. Wieder zur geraden Haltung aufrichten, Arm senken, einatmen. Je Seite 4mal üben.

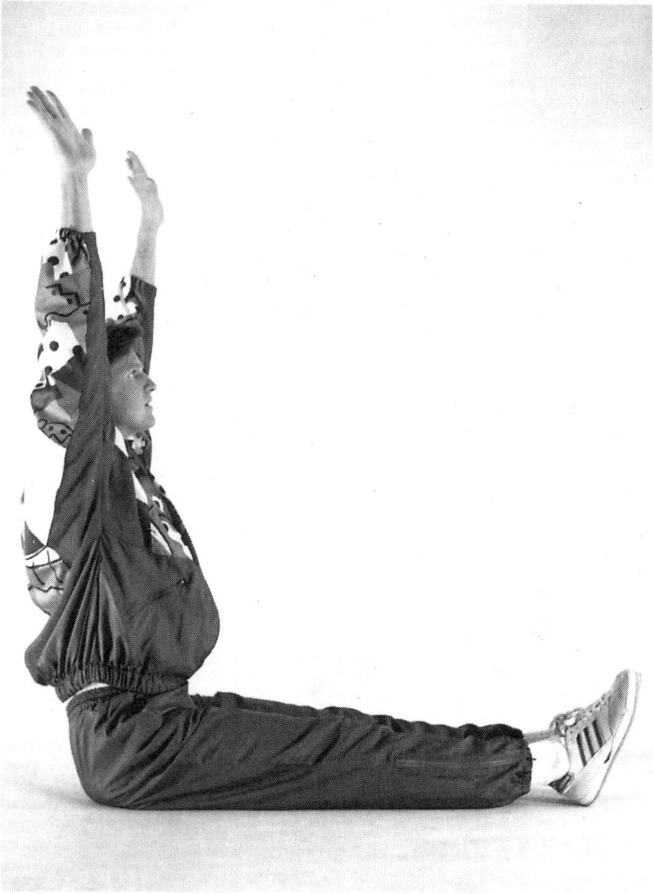

3 Mit langgestreckten Beinen sitzen, Arme hochhalten, auf Rückenstreckung achten.

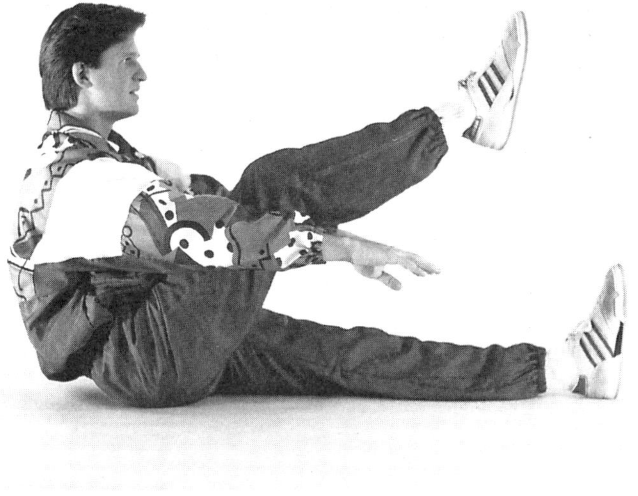

Bewegungsablauf: Arme vorsenken, zugleich das rechte Bein heben, unterm Bein in die Hände klatschen, *ausatmen*. Wieder senken, aufrichten, einatmen. Je Bein 4mal wiederholen, auch abwechselnd; auch mit beiden Beinen probieren!

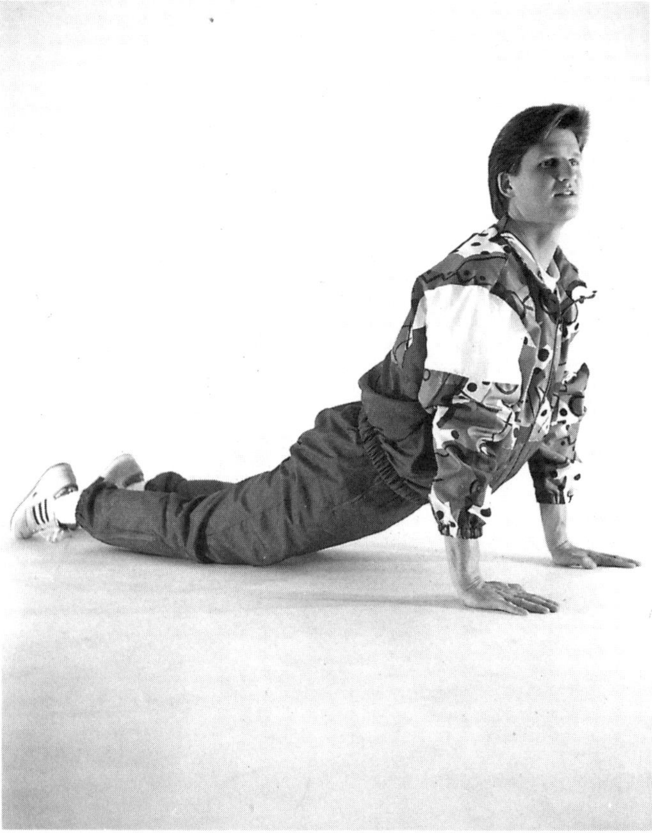

4 Kniestand, beide Hände vorn auf den Boden stützen, Arme belasten, Kopf heben.

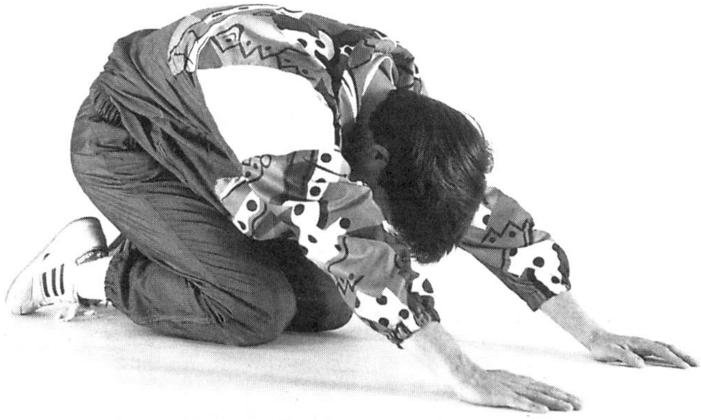

B e w e g u n g s a b l a u f : Becken in Richtung Fersen drücken, Kopf senken, intensiv *ausatmen;* Kreuzbereich entspannen. Arme wieder belasten, einatmen. 8–10mal wiederholen.

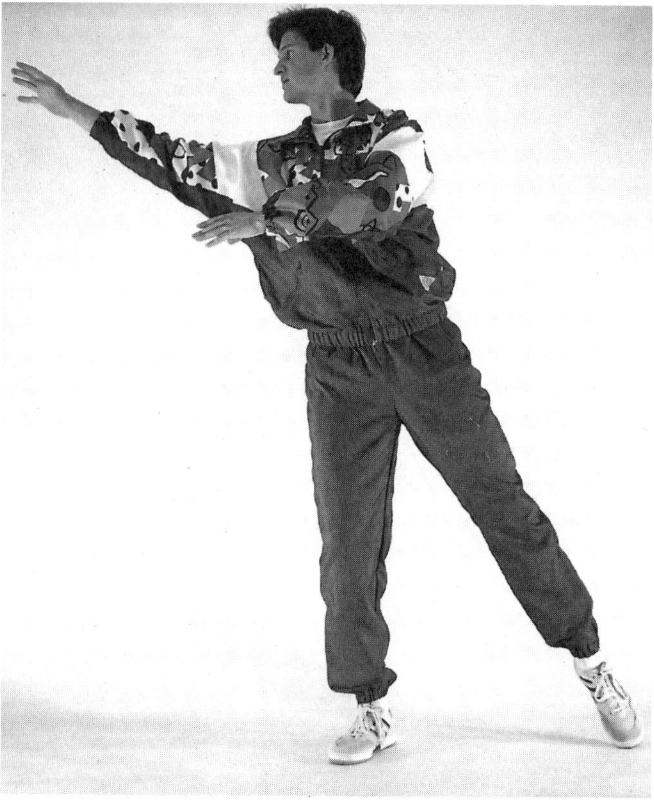

1 Große Grätschstellung, Arme weit nach rechts heben, rechtes Bein belasten.

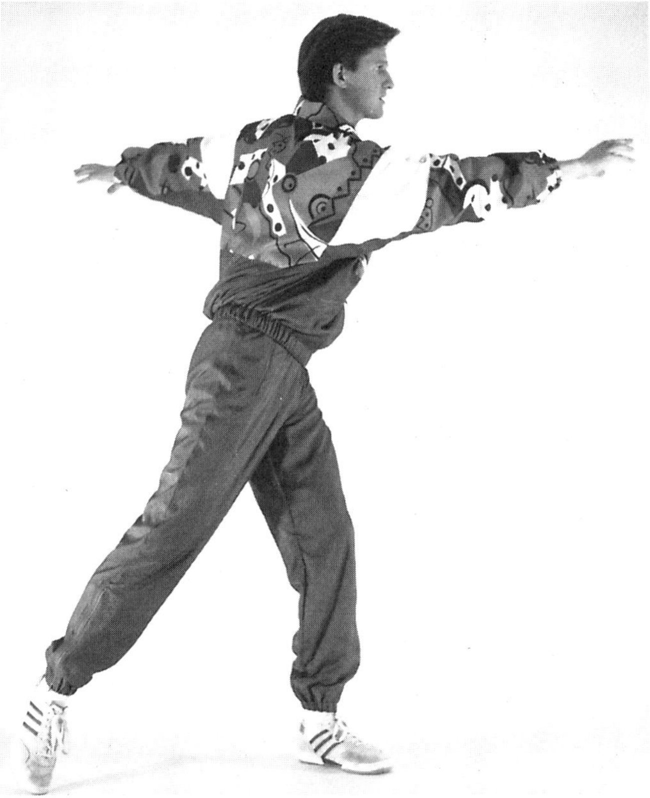

Bewegungsablauf: Mit viel Schwung das Körpergewicht nach links verlagern, die Arme schleudern energisch mit, dabei *ausatmen*. Dann wieder zurück in die Ausgangsposition, einatmen. Je Seite 6mal wiederholen.

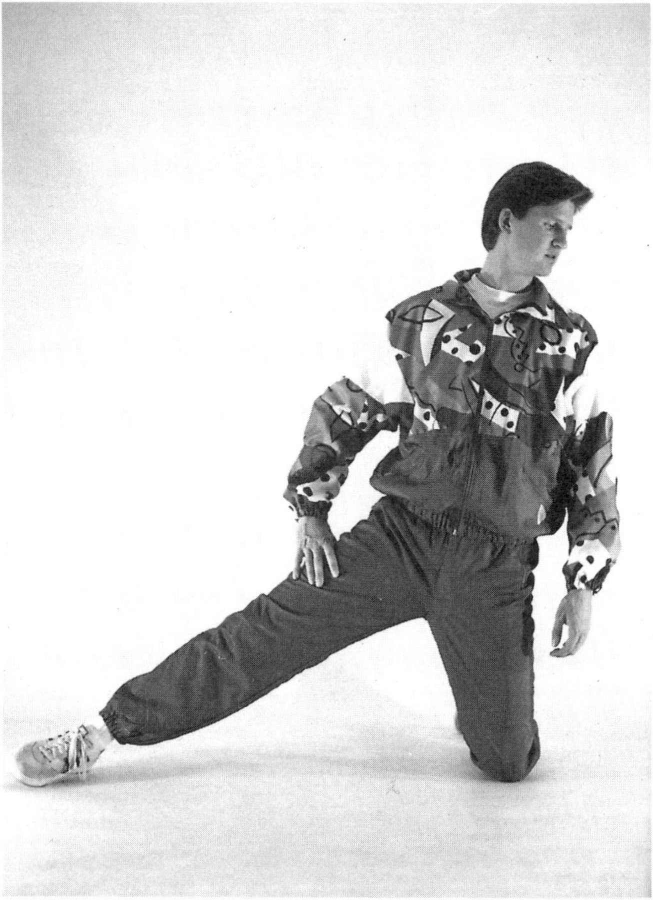

2 Kniestand, rechtes Bein an die Seite stellen, die rechte Hand aufs Bein stützen, Rücken aufrichten.

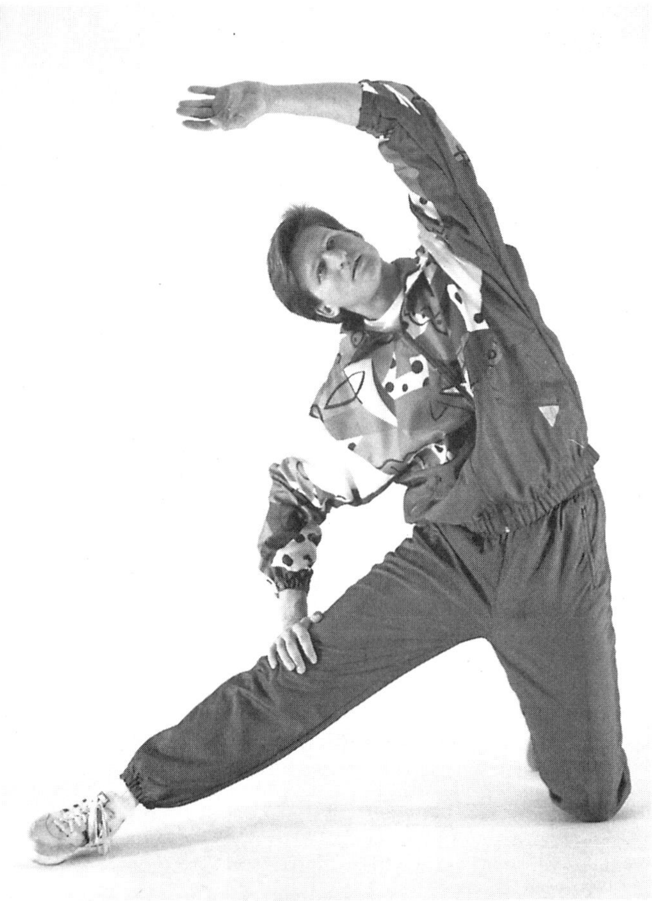

B e w e g u n g s a b l a u f : Oberkörper nach rechts neigen, linken Arm über den Kopf nach rechts schwingen, 2mal tiefwippen, *ausatmen*. Wieder aufrichten, Arm senken, einatmen. 4mal wiederholen, dann Richtungswechsel!

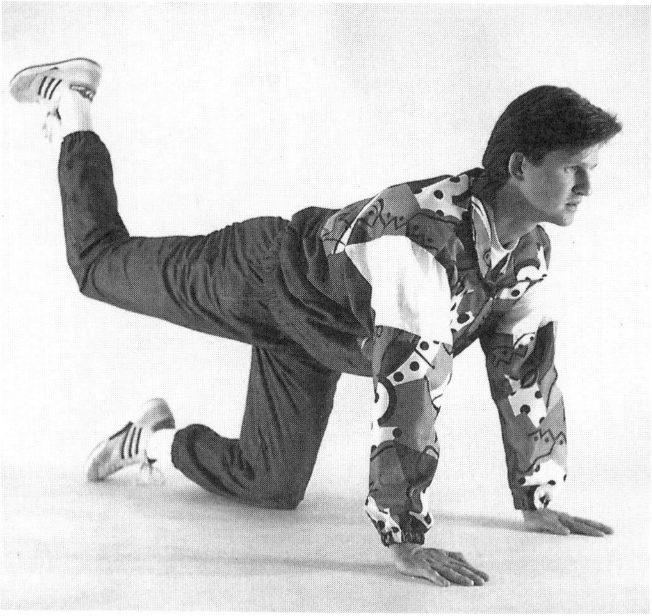

3 Knien und beide Hände zu einer Bankstellung vorn aufstützen, rechtes Bein rückheben.

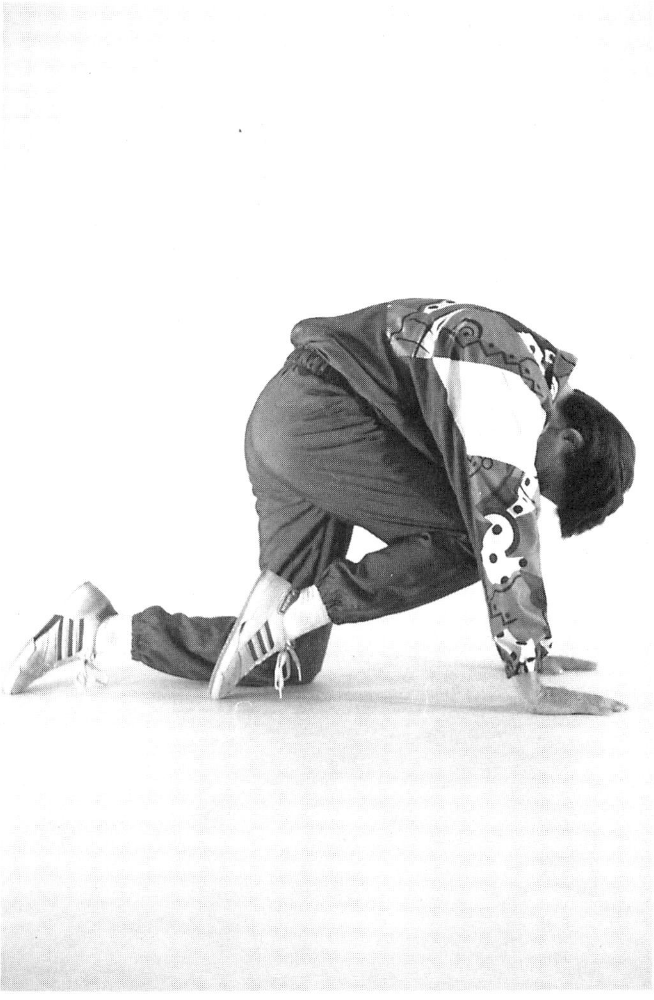

B e w e g u n g s a b l a u f : Das rechte Knie in Richtung gesenkte Stirn anwinkeln, Rücken rund machen, *ausatmen*. Dann das Bein wieder zurück hochstrecken, Kopf heben, einatmen. Je Bein 6–8mal wiederholen.

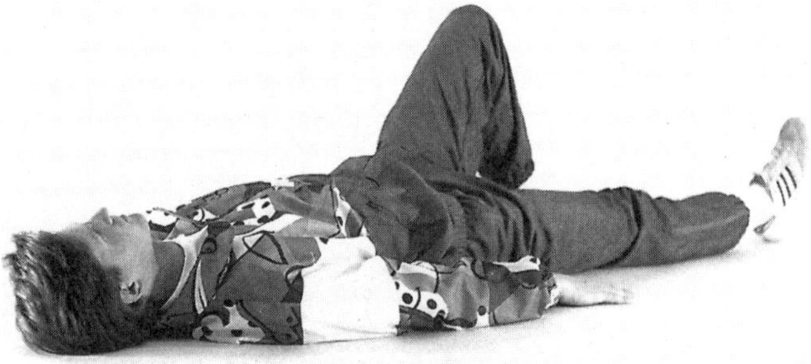

4 Rückenlage, die Arme sind neben dem Körper, linken Fuß nahe zum Becken stellen.

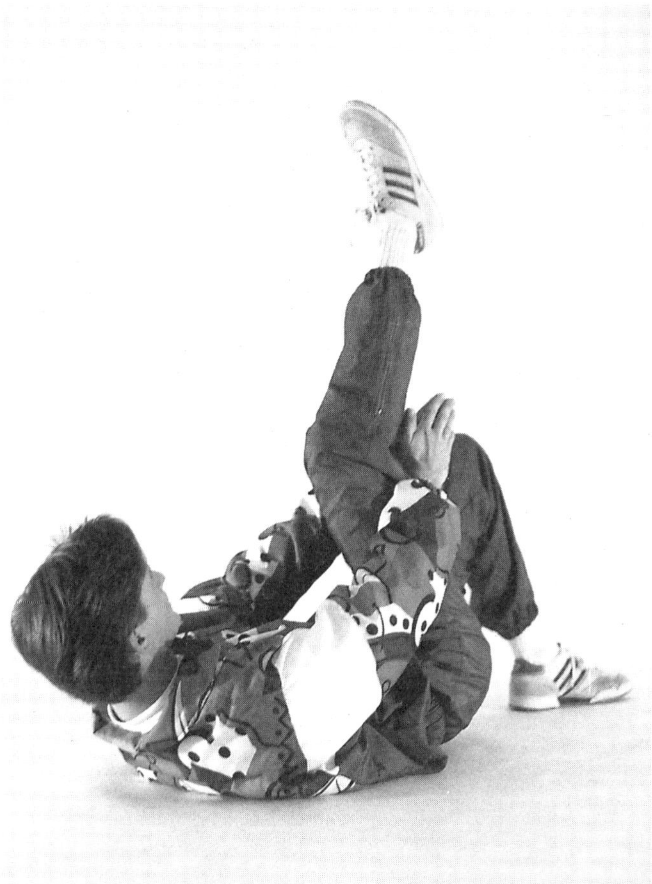

B e w e g u n g s a b l a u f : Das rechte Bein hochschwingen, Kopf heben, unterm Bein in die Hände klatschen, *ausatmen*. Bein wieder zum Boden senken, einatmen. Je Bein 6–8mal wiederholen, elastisch im Kreuzbereich nachgeben!

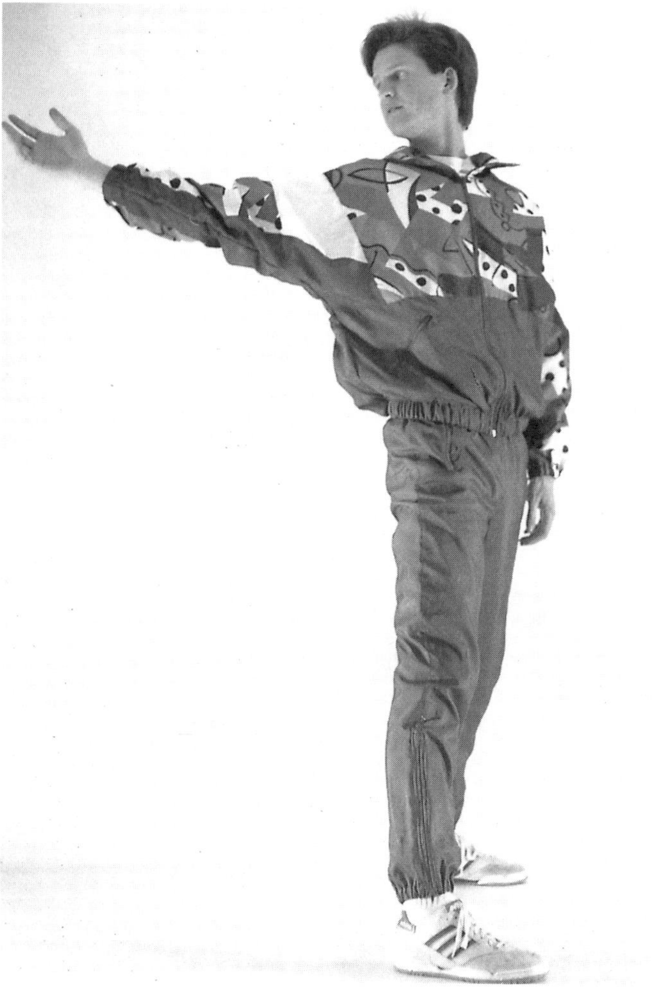

1 Grätschstellung, linken Arm seitlich hängen lassen, rechten Arm mit einer Rechtswendung hochheben.

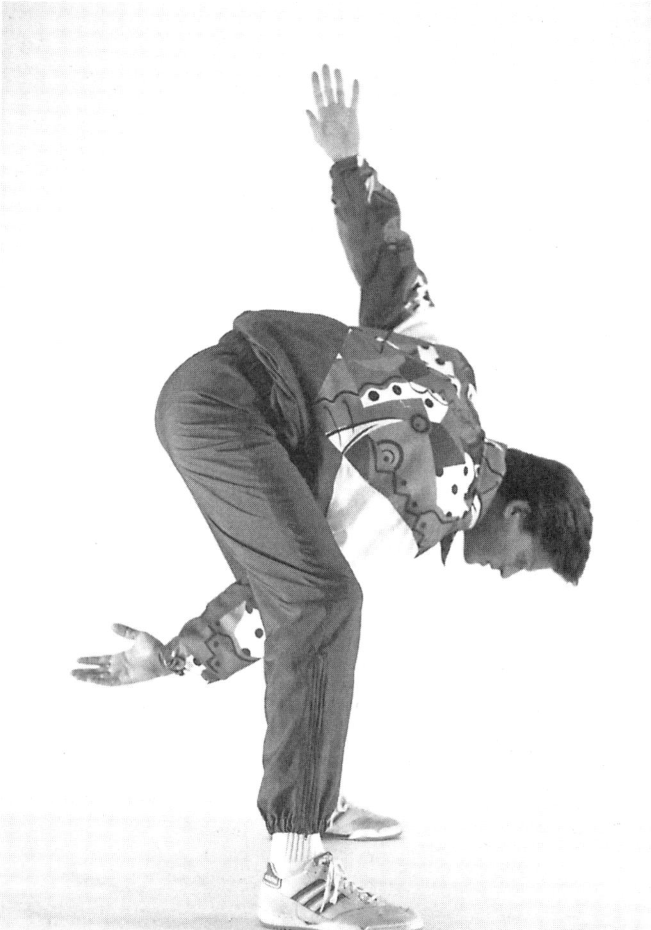

B e w e g u n g s a b l a u f : Oberkörper vorsenken, 2mal mit dem rechten Arm zwischen den leicht gebeugten Beinen durchwippen, *ausatmen*. Sich wieder aufrichten, Rechtswendung, tief einatmen. 4mal wiederholen, dann Richtungswechsel!

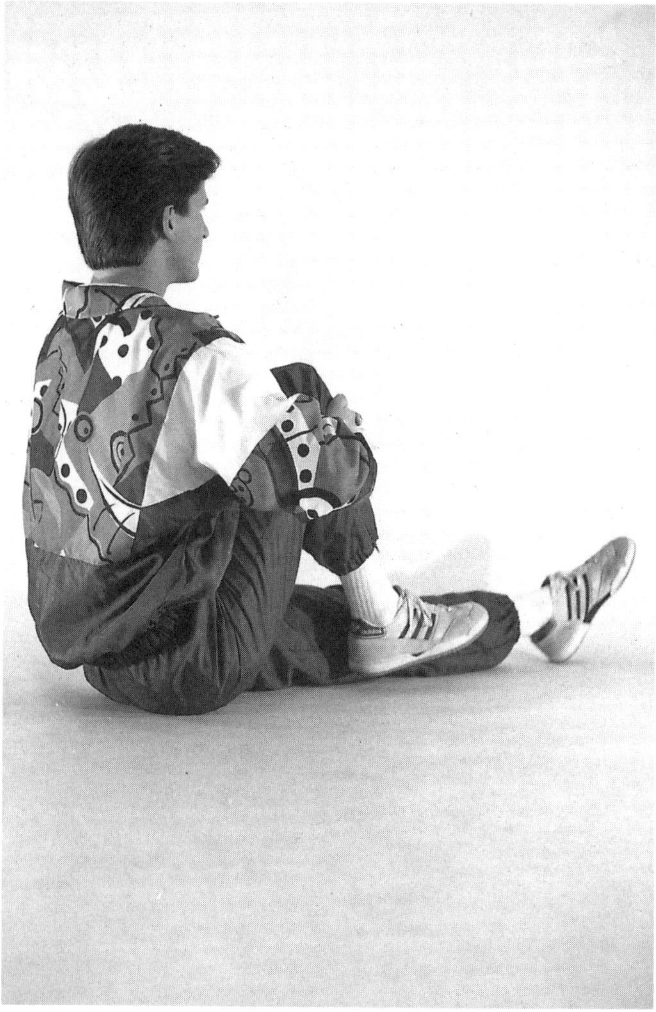

2 Sitzen, rechtes Bein anwinkeln, mit beiden Händen festhalten, Rücken aufrichten.

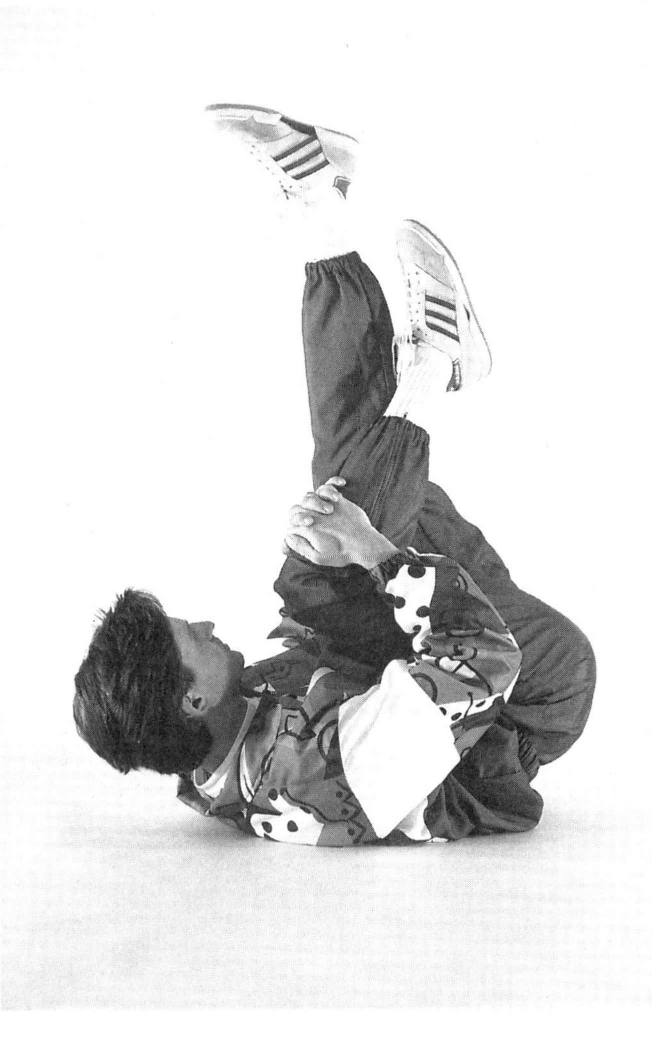

B e w e g u n g s a b l a u f : Langsam Wirbel für Wirbel nach hinten abrollen, das gestreckte linke Bein hochheben, *ausatmen*. Wieder zum Sitzen rollen, Rücken aufrichten, einatmen. Je Bein 4mal wiederholen; auch mit beiden Beinen üben.

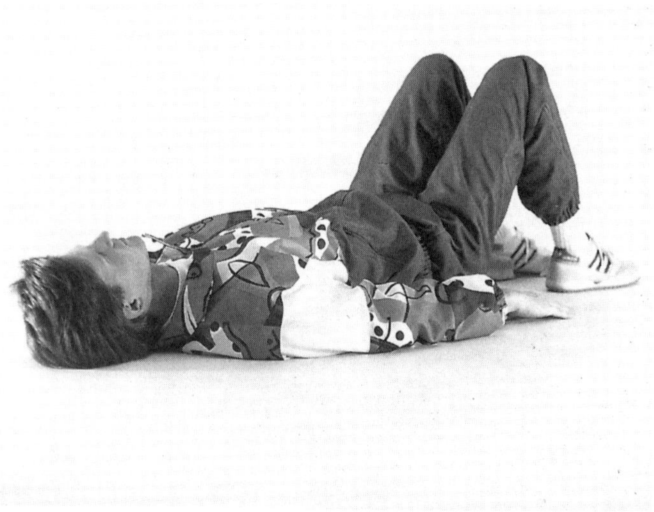

3 Rückenlage, Füße nahe zum Becken stellen, die Arme liegen mit den Handflächen nach unten neben dem Körper.

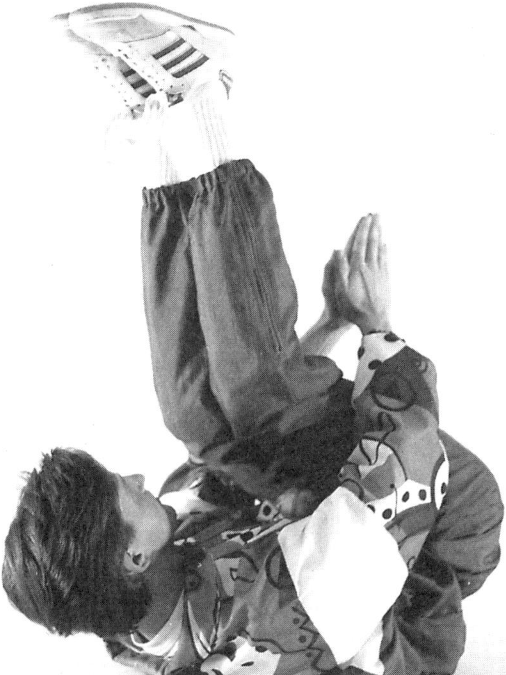

B e w e g u n g s a b l a u f : Mit Bauchmuskelspannung beide Beine heben, über den Körper kippen, hinter den Beinen in die Hände klatschen, *ausatmen*. Füße langsam wieder zum Boden abstellen, entspannen, einatmen. 6–8mal wiederholen.

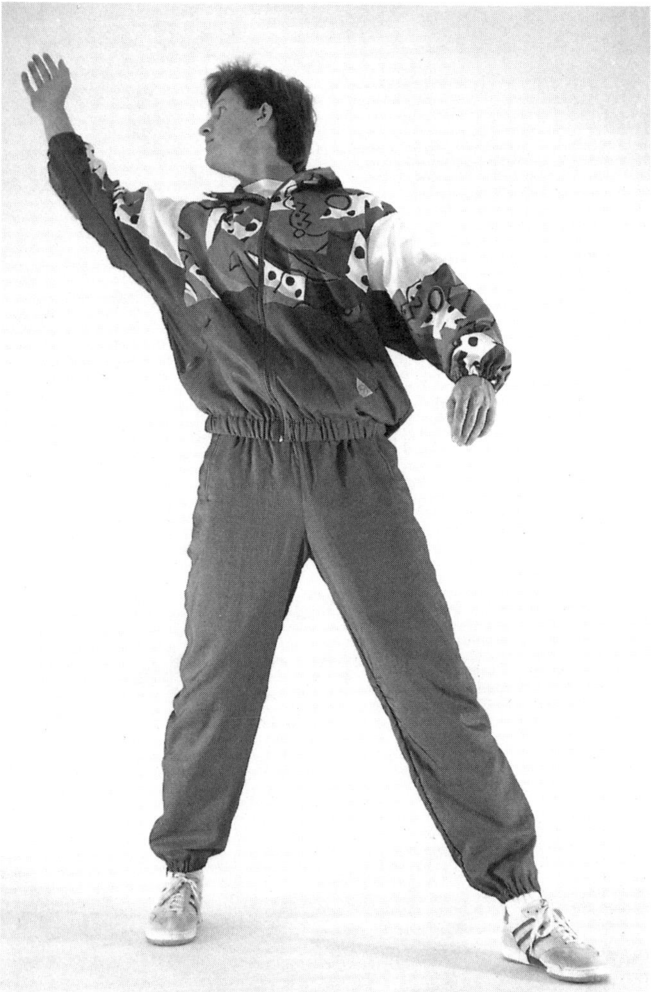

4 Große Schrittstellung, linkes Bein weit vorstellen, den rechten Arm nach hinten heben, Rücken strecken.

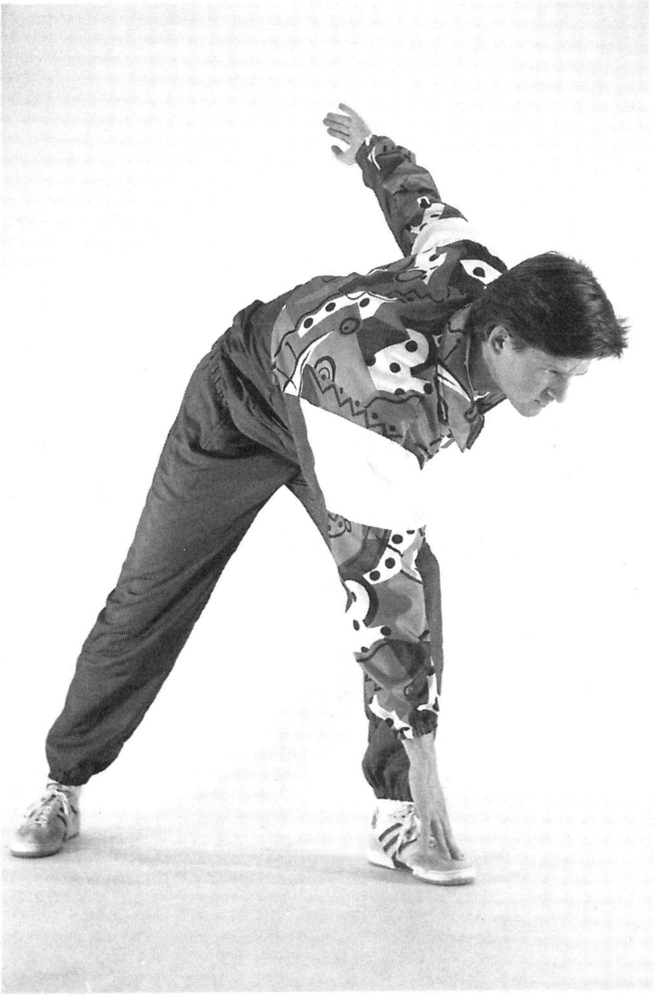

B e w e g u n g s a b l a u f : Mit der rechten Hand zum linken vorgestellten Fuß tiefgreifen, linkes Knie beugen, 3 Sekunden verharren, *ausatmen*. Langsam wieder aufrichten. Arm zurück hochheben, einatmen. 4mal je Seite üben.

Tiefatmung in der Bewegungstherapie

Was bedeutet Therapie durch Bewegung, wie kann die Atmungstechnik besonders positiv wirken? Dazu informativ Grundlegendes über den Zweck einer Therapie durch gezielt wirksame Übungen:

- Verkrampfungen im Schmerzbereich werden gelöst.
- Die Durchblutung wird angeregt.
- Die Beweglichkeit der angesprochenen Muskeln oder Gelenke soll mobilisiert werden.
- Bereits vorbeugend wird eine Verschlechterung des Zustandes verhindert.
- Man gewinnt wieder mehr Spaß am Sichbewegen.

Viele dieser therapeutischen Übungen erfolgen in Verbindung mit der Tiefatmung; und es handelt sich hier nicht allein um leichte Finger- oder Zehenbewegungen, wie z. B. bei einigen Übungen gegen Rheumabeschwerden, sondern »Probleme« werden in Angriff genommen, die tatsächlich gymnastische Übungen erforderlich machen. Und auch in diesem Zusammenhang muß leider erwähnt werden, daß die Bedeutung der Koordination von Übungsablauf und Tiefatmung noch vielfach unbeachtet bleibt. So mancher »Patient« müht sich ab, um die Bauchmuskeln zu aktivieren oder die verkrampfte Muskelpartie im Rückenbereich zu entspannen. Würde er dazu die Ausatmung zu Hilfe nehmen, würden die entsprechenden Muskeln eher und leichter reagieren.

Wir wollen hier nur die Bewegungstherapie besprechen, die tatsächlich zusammen mit der Atmungstechnik zum Erfolg werden kann; vor allem jene Beschwerden, die heute am häufigsten auftreten, bei denen die Atmung ausschlaggebend für den Therapieerfolg wird.

Zum Wachatmen bei niedrigem Blutdruck

Aus ärztlicher Sicht wird immer wieder empfohlen, nicht gleich beim ersten Weckerläuten aus dem Bett zu springen, sondern diesen Wechsel aus der Horizontalen in die Vertikale langsam zu vollziehen: zum Beispiel durch intensives Atmen und leichtes Sichbewegen die Zirkulation langsam ankurbeln, den Kreislauf stabilisieren und durch erhöhte Sauerstoffzufuhr Energie tanken. Auf diese Weise vermeidet man schon am frühen Morgen Übelkeit, Schwindelgefühl und Mißbehagen.
Auch Menschen mit extremen Blutdruckschwankungen oder Bluthochdruck ist diese »Einleitung« in den Tag zu empfehlen.
Daher zeigen wir hier ein paar einfache Übungen, die man noch liegend ausführen kann.
Es heißt also: Die Bettdecke wegschleudern..., und schon kann das Wachbewegen und Wachatmen beginnen! Anschließend noch ein paar Mal auf der Bettkante sitzend intensiv durchatmen, dann langsam aufstehen und zur Morgenwäsche huschen!

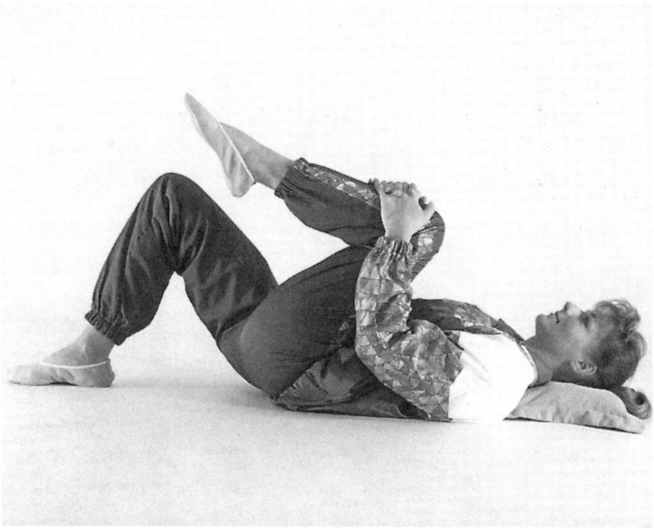

1 Die Füße nahe zum Becken stellen, die Arme »ruhen« noch neben dem Körper, entspannt liegen.

Bewegungsablauf: Ein Knie langsam heben, mit beiden Händen umfassen, in der Wirbelsäule nach unten nachgeben, Kreuzbereich durch Bauchmuskelspannung nach unten drücken, intensiv *ausatmen*. Fuß wieder abstellen, entspannen, einatmen. Je Bein 4mal wiederholen.

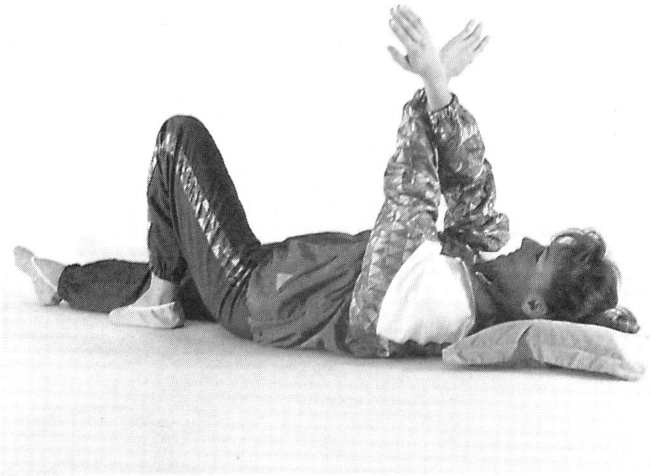

2 Einen Fuß angestellt lassen, um eine Hohlkreuzhaltung zu vermeiden, die Arme liegen ausgebreitet.

Bewegungsablauf: Arme gestreckt bzw. senkrecht hochheben, 2mal exakt übereinander kreuzen, dabei *ausatmen,* die Bauchmuskeln spannen, »einziehen«. Dann die Arme wieder ausgebreitet ablegen, einatmen. 8–10mal wiederholen, eventuell die Hände zu Fäusten ballen!

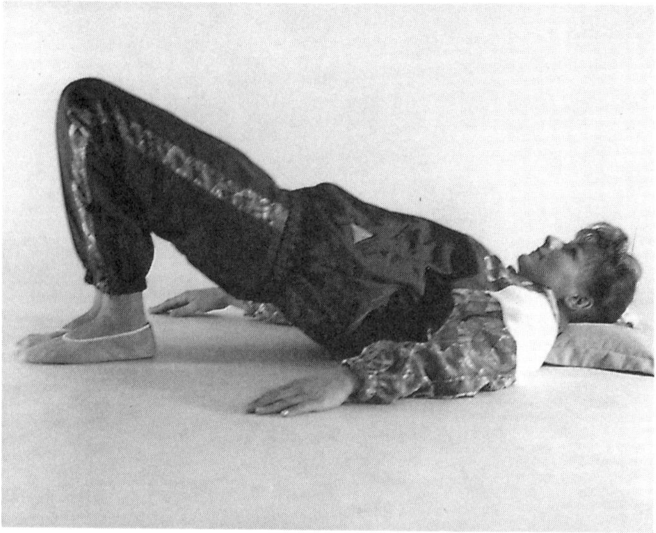

3 Weiterhin mit angewinkelten Beinen liegen, die Hände liegen neben dem Körper, Arme locker lassen.

B e w e g u n g s a b l a u f : Durch Spannung der Bauch- und Sitzmuskeln das Becken heben, bewußt und langsam *ausatmen*. Dann entspannen, Becken senken, tief einatmen. 6–8mal wiederholen.

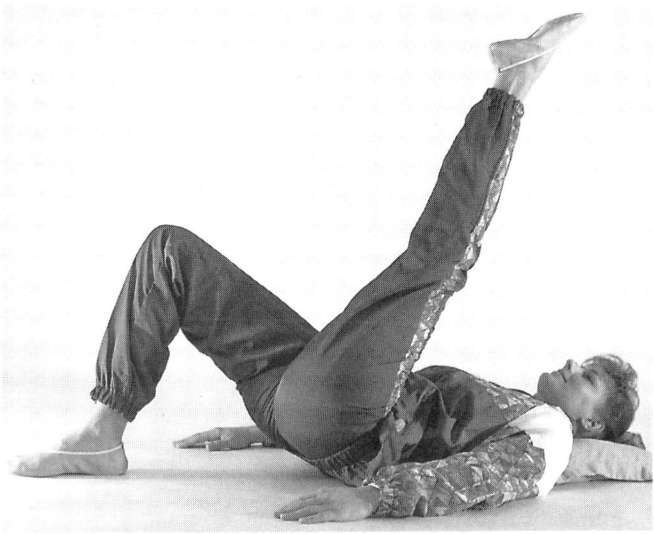

4 Weiter geht's nun schwungvoller! Das rechte Bein bleibt angewinkelt stehen, das linke liegt gestreckt.

B e w e g u n g s a b l a u f : Das linke Bein nun möglichst gestreckt hochschwingen, tüchtig, geradezu rasch *ausatmen*. Dann das Bein langsam wieder ablegen, tief einatmen. Je Bein 4–6mal wiederholen.

Bei Darmträgheit

Die Ursache für Darmträgheit liegt vor allem im konstanten Bewegungsmangel, in falscher Ernährung sowie in der Gewöhnung an Abführmittel. Über Tage andauernde Funktionsstörungen – sprich Verstopfung – können zu gesundheitlichen Schäden führen. Daher ist es überaus wichtig, diesem Übel vorzubeugen bzw. es auch mit Hilfe gezielt wirksamer Übungen, unterstützt durch die Bauchatmung, zu beseitigen.

Wir dürfen an die Information über *die Bedeutung der Bauchatmung* erinnern! Die Atmungstechnik bewirkt, daß durch die Ein- bzw. Ausatmung das Zwerchfell gesenkt bzw. angehoben wird. Je intensiver die Einatmung, um so entspannter die Bauchmuskeln, man könnte geradezu von einem unbewußten Vorwölben des Bauches sprechen. Bei der Ausatmung wird durch Aktivieren (Einziehen) der Bauchmuskeln das Zwerchfell vermehrt nach oben geschoben, die verbrauchte Luft aus den Lungen gebracht. Bei »normaler« Atmung geschieht dies unbeeinflußt durch die Muskeltätigkeit, bei Totalatmung aufs Gründlichste und Intensivste und daher optimal.

Jede auf den Darm wirkende Bauchmuskelübung wird um so exakter und daher wirksamer ausfallen, je mehr man die Atmung dazu einsetzt und bewußt ausführt. Bereits bei unserer Test-Übung hatten wir bewiesen, daß eine Bauchmuskelspannung nur dann mit großer Wirksamkeit erfolgen kann, wenn in der Phase der Muskelspannung ausgeatmet wird.
Daher: Bei Therapie gegen Darmträgheit besonders diese Phase berücksichtigen.

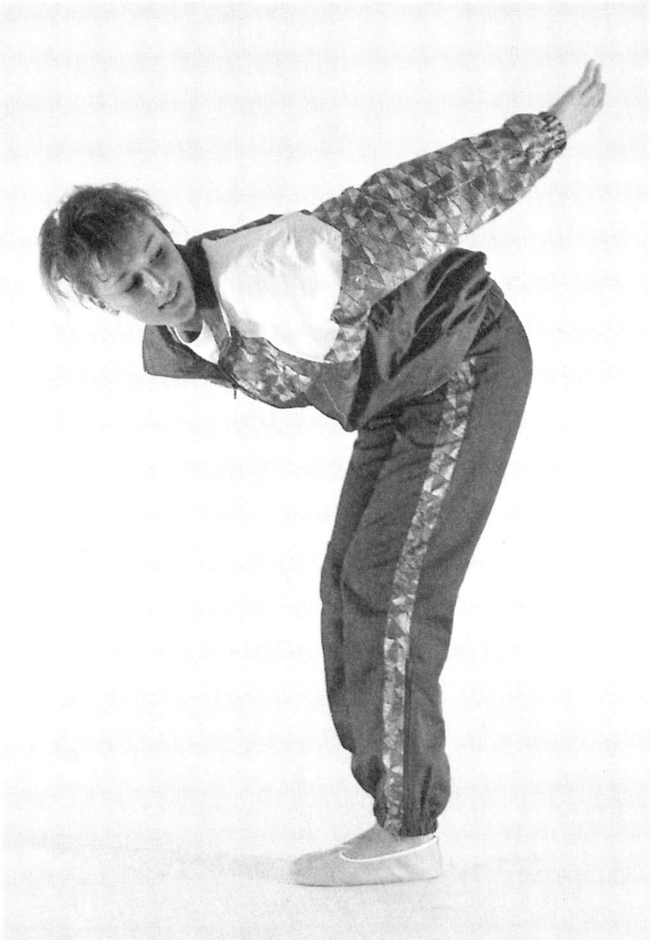

1 Mit geschlossenen Beinen stehen, die Arme hochhalten, Rücken aufrichten.

Bewegungsablauf: Beide Arme zugleich mit Vorneigen des Oberkörpers an den Beinen vorbei nach hinten schwingen, *ausatmen*. Wieder zur Körperstreckung aufrichten, einatmen. Beim Vorneigen die Knie leicht beugen! 6–8mal wiederholen.

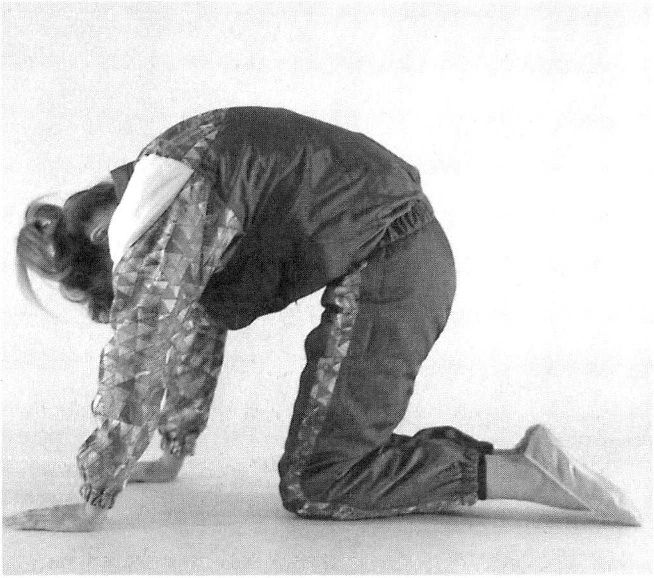

2 Auf einer weichen Unterlage knien, die Hände vorn aufstützen, Arme und Beine gleich belasten.

Bewegungsablauf: Durch Bauchmuskelspannung den Kreuzbereich nach oben drücken, intensiv und anhaltend *ausatmen,* Kopf hängen lassen. Dann wieder entspannen, Kopf heben, tief einatmen. 6–8mal langsam wiederholen.

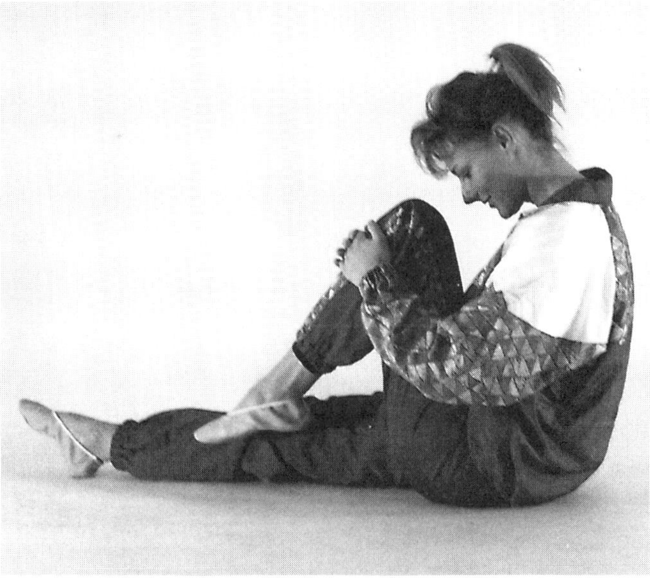

3 Mit langgestreckten Beinen sitzen, die Arme entweder nach vorn strecken oder hochhalten, Rückenspannung!

Bewegungsablauf: Linkes Bein in Richtung Oberkörper beugen, Knie umfassen und zum Körper drücken, Kopf senken, *ausatmen*. Arme wieder hochschwingen, Rücken aufrichten, einatmen. Je Bein 4mal wiederholen.

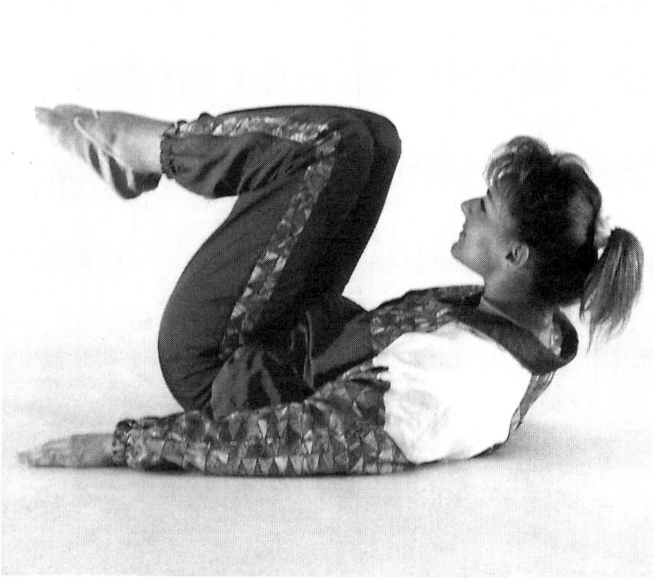

4 Auf dem Rücken liegen, die Beine strecken, die Hände liegen neben dem Körper, Handflächen nach unten.

Bewegungsablauf: Mit Schwung beide Knie zum Oberkörper anwinkeln, die Hände drücken gegen den Boden, Kopf heben, *ausatmen*. Langsam wieder zum Liegen strecken, einatmen. 6–8mal wiederholen, den Schwung nutzen!

Bei Kreuzschmerzen

Alle therapeutisch wirksamen Übungen gegen Kreuzschmerzen setzen die *Fähigkeit zur Muskelentspannung* voraus. Oft beruhen diese Schmerzen zum Glück nur auf Verkrampfungszuständen im Kreuzbereich und können deshalb mit Hilfe einfacher Übungen bald beseitigt werden. (Wir empfehlen Ihnen in diesem Zusammenhang den Humboldt-Ratgeber »Gymnastik bei Bandscheibenschäden«, Bd. 647.)

Durch konzentriertes Ausatmen (Bauch-Einziehen) wird das Becken gekippt, die Muskelpartie im Kreuzbereich aus einer Spannungsphase gebracht und somit entspannt. Zudem kann der Bewegungsumfang der Wirbelsäule wieder normalisiert und eine neuerliche Verkrampfung verhindert werden.

Auch hier sollen nur ganz leichte Übungen vorgestellt werden, die jederzeit in den Tagesablauf einzuplanen sind.

Zudem sollte man der Ursache dieser Kreuzschmerzen auf den Grund gehen. Wann treten sie besonders auf? Nach welcher Tätigkeit setzen sie ein? Dann wird mitunter feststellbar sein, daß sich so mancher Schmerz vermeiden ließe, wenn man sich anders verhalten würde. So zum Beispiel, wenn man die Sitzhöhe und die Höhe der Arbeitsfläche aufeinander abstimmen würde, so daß der Körper nicht über Stunden in eine »Zwangshaltung« versetzt wird. Daß man richtig steht, hebt und trägt usw., um nur einige »Sünden gegen die Bandscheiben« zu erwähnen.

Auf alle Fälle hilft der verkrampften Rückenmuskulatur sofort ausgleichende und somit entspannende Bewegung in Verbindung mit Ausatmung.

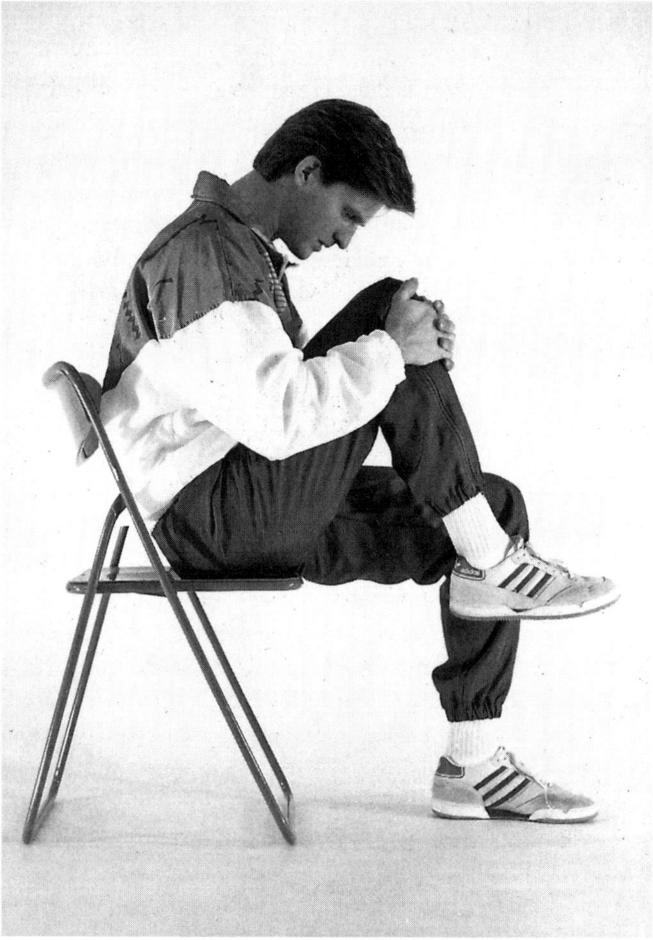

1 Auf einem sicher stehenden Stuhl, z. B. Bürostuhl, sitzen, die Unterschenkel stehen im rechten Winkel zum Boden.

Bewegungsablauf: Langsam ein Knie heben, mit beiden Händen unterm Knie festhalten, elastisch im Kreuzbereich nachgeben, *ausatmen*. Füße wieder zum Boden stellen, sich aufrichten, einatmen. Je Bein 4mal wiederholen.

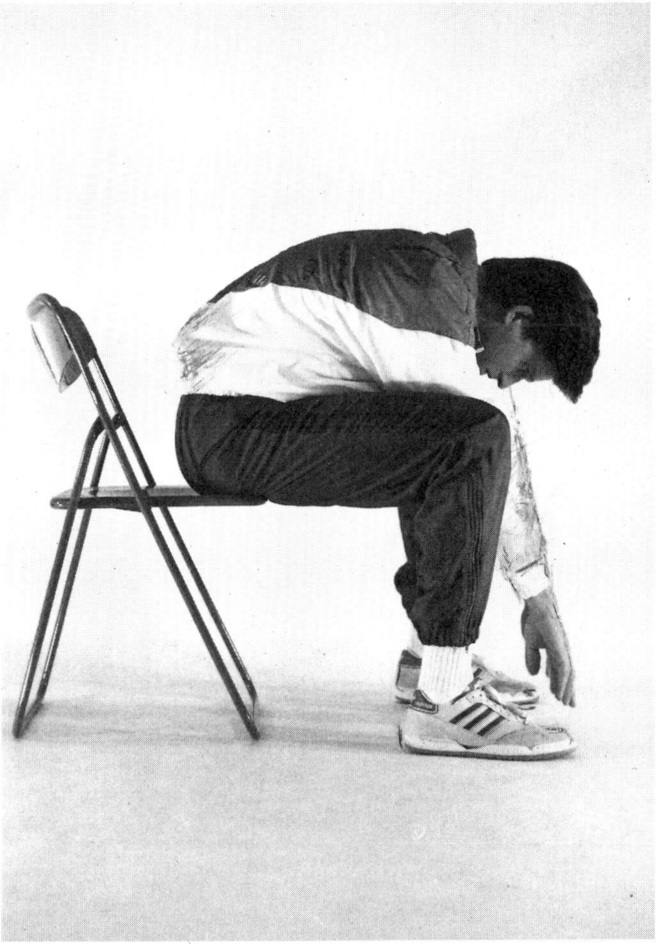

2 Im Sitzen die Füße breitstellen, den Oberkörper anfangs aufrichten, Kopf heben.

B e w e g u n g s a b l a u f : Oberkörper vorsenken, Hände zwischen den Füßen zum Boden hängen lassen, Rücken rund machen, *ausatmen*. Sich langsam wieder aufrichten, Kopf heben, einatmen. 6–8mal wiederholen.

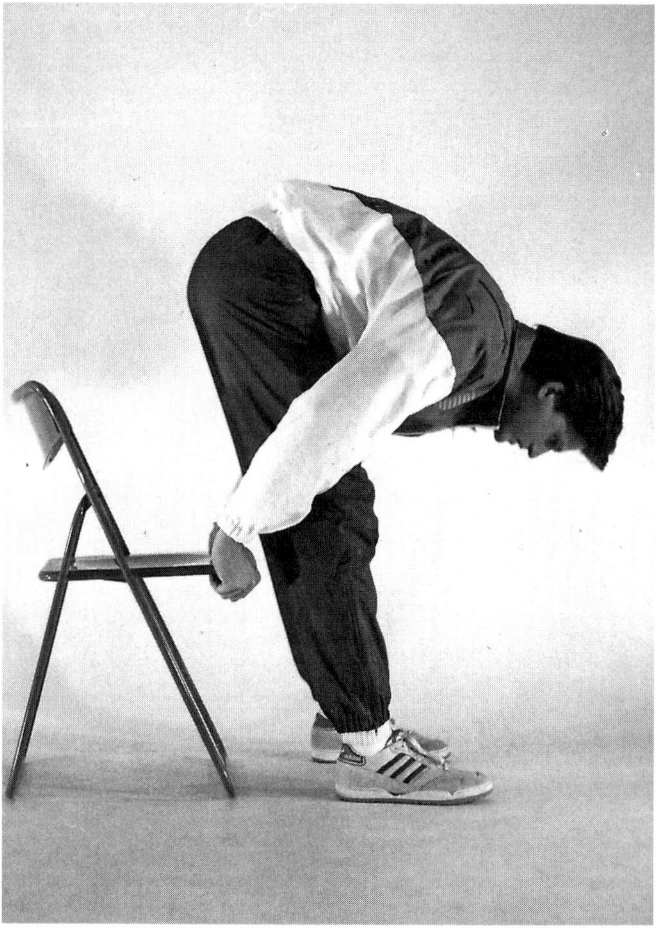

3 Die Füße stehen im Sitzen knapp beisammen, Hände auf die Sitzfläche des Stuhles stützen.

B e w e g u n g s a b l a u f : Becken heben, Beine strecken wollen, ohne die Hände vom Stuhl zu lösen, *ausatmen*. Wieder zum Sitzen kommen, Rücken aufrichten, einatmen. 6–8mal wiederholen.

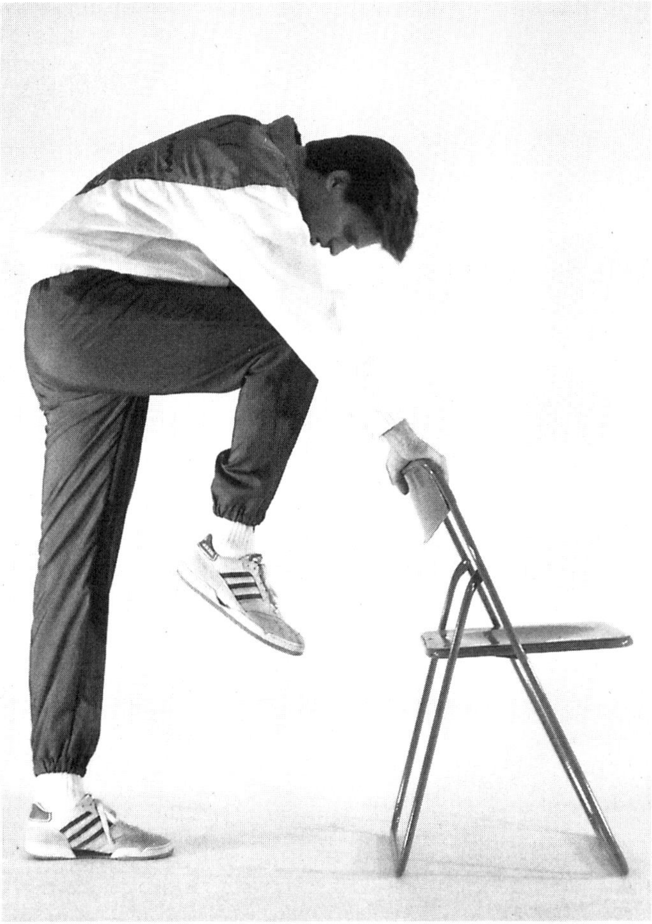

4 Hinter dem Stuhl stehend beide Hände auf die Rückenlehne stützen, die Füße stehen beisammen.

Bewegungsablauf: Rechtes Knie langsam heben und in Richtung gesenkte Stirn bringen, *ausatmen,* im Kreuz nach hinten ausweichen. Fuß wieder zum anderen stellen, sich aufrichten, einatmen. Je Bein mindestens 4mal wiederholen!

Gegen negativen Streß (über Tiefatmung zur Entspannung)

Die Betonung liegt auf der Bezeichnung negativ, denn es gibt eine durchaus förderliche, ja positive Streß-Situation, die uns erst zu Erfolgen führt, die jeder aktive Mensch einfach braucht, um sich verwirklichen zu können.
Doch hat eben alles seine Grenzen, auch die Verträglichkeit der nervlichen Belastung. Wenn daher aus Streß im guten Sinn eine Art Hektik, Nervosität, Überforderung wird, ist es höchste Zeit, für Entspannung zu sorgen, für Entspannung, die nicht im Sinn von Abwechslung zu verstehen ist, sondern im Sinn von körperlicher Entkrampfung.

Auch hier wird wieder erst die Tiefatmung, die Konzentration auf die Atmung, zum Sichfinden führen. Erinnern Sie sich bitte an die Bedeutung der Atmung im Zusammenhang mit Yoga oder autogenem Training! Voraussetzung ist allerdings, daß Sie während des Übens ungestört und bei voller Konzentration auf den Bewegungsablauf und damit auf die Atmung bei der Sache sein können. Es genügen mitunter bereits fünf Minuten, um aus Verkrampfung, Nervosität und Konzentrationsmangel wieder zum Positiven zu finden.
Sollten Sie nicht die Möglichkeit haben, sich zur Entspannung, d. h. zu den Übungen, auf den Rücken zu legen oder auf den Boden zu setzen, dann können Sie die zwei anfangs empfohlenen Übungen in ähnlicher Form auch auf dem Bürostuhl sitzend ausführen.

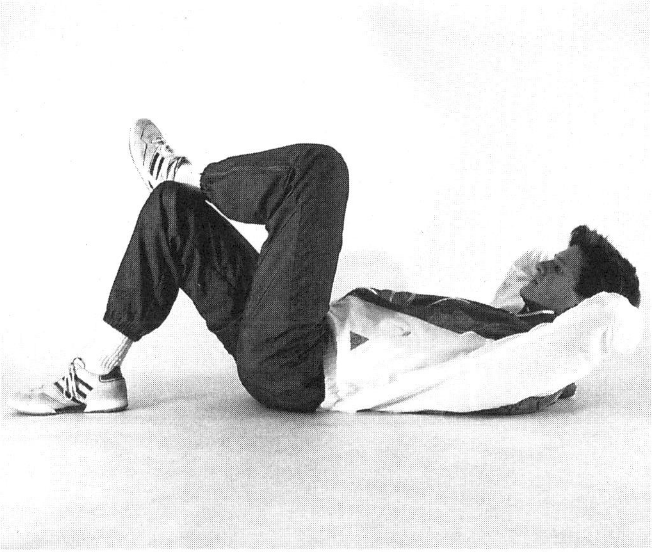

1 Auf dem Rücken liegend die Füße nahe zum Becken stellen, Hände unter den Kopf legen.

Bewegungsablauf: Langsam das linke Bein angewinkelt heben, den Fuß aufs rechte Knie legen, Kopf mit den Händen hochstützen, intensiv *ausatmen*. Wieder zurück in die Ausgangslage senken, tief einatmen. Je Bein 4mal wiederholen; große Konzentration aufs Ausatmen!

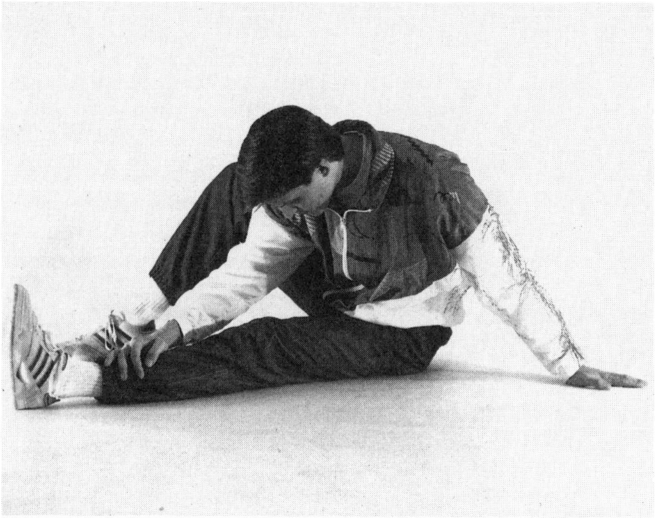

2 Sitzen, das linke Bein bleibt gestreckt liegen, das rechte mit dem Knie nach außen geneigt anwinkeln.

Bewegungsablauf: Mit der rechten Hand zum linken Fuß vorgreifen, Kopf senken, hängen lassen, elastisch im Rücken nachgeben, *ausatmen*. Dann langsam wieder aufrichten, Arme heben, einatmen. 4mal wiederholen, dann Beinstellung wechseln, mit dem anderen Arm weiterüben.

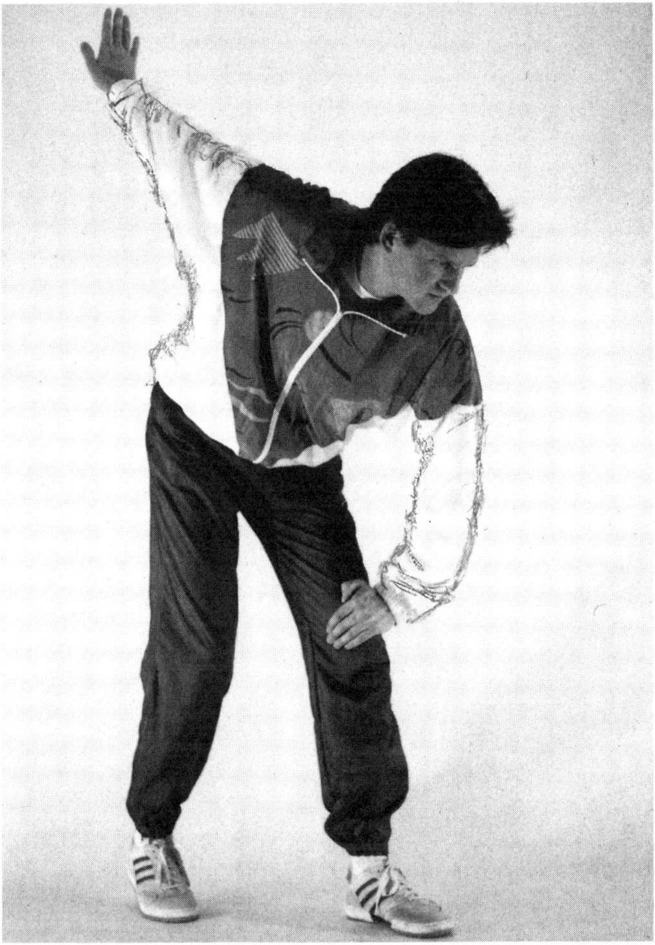

3 Schrittstellung, linkes Bein nach vorn stellen und belasten, die linke Hand aufs Knie stützen.

Bewegungsablauf: Der rechte Arm schwingt neben dem Körper zehn große Kreise. Wichtig: Immer beim Senken des Armes *ausatmen*, elastisch in beiden Knien nachgeben, mitwippen. Dann ebenso weitausholend nach Wechsel der Beinstellung mit dem anderen Arm weitermachen.

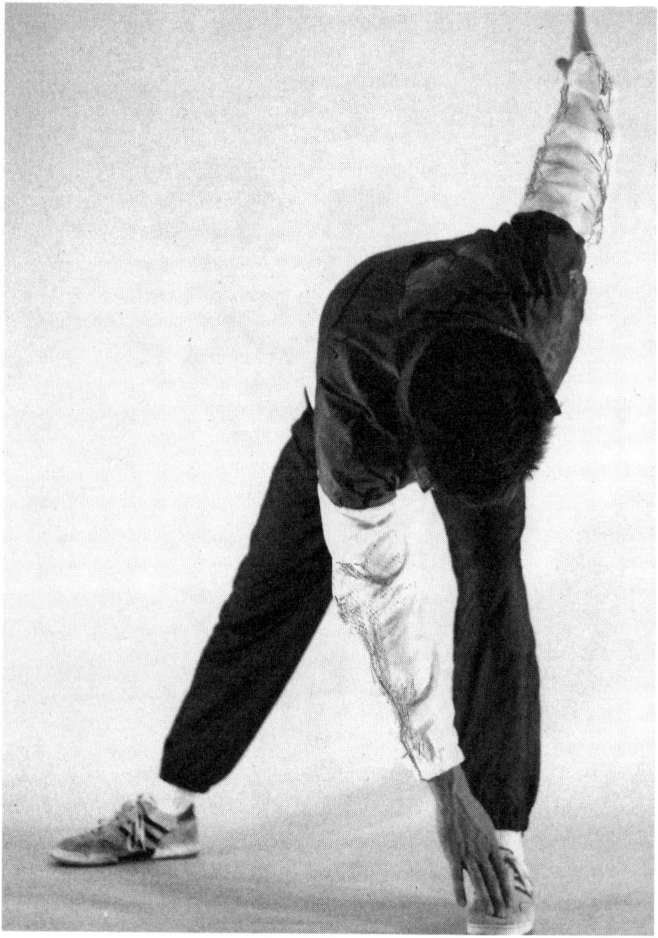

4 Beine breitstellen, anfangs mit geradem Rücken stehen, die Arme neben dem Körper hängen lassen.

Bewegungsablauf: Den Oberkörper langsam zum linken Bein neigen, immer tiefer hängen lassen, nach links »zusammensinken«, die rechte Hand zum linken Fuß bringen, *ausatmen*. Dann wieder aufrichten, tief einatmen, 4mal nach beiden Richtungen hin wiederholen.

Bei Gehbehinderung

Mitunter wird man nur vorübergehend, oft leider aber auch für lange Zeit zum Sitzen gezwungen. So z. B. nach schweren Operationen, bei Beinleiden und Lähmungsfolgen.
Um organisch gesund zu bleiben, wird von seiten der Ärzte immer wieder zu Bewegung im Bereich des Möglichen aufgefordert.
Alle hier gezeigten Übungen werden dementsprechend im Sitzen ausgeführt und sollen immer wieder im Lauf des Tages wiederholt werden. Man hat somit die Chance, selber an der Genesung mitzuwirken, ja sogar ausschlaggebend dazu beizutragen.
Die intensive Atmung in Verbindung mit einem auch nur geringen Bewegungsablauf fördert die Sauerstoffversorgung, verhindert also die Anfälligkeit gegenüber Erkältungserkrankungen. Sie läßt Muskeln und Gelenke nicht erschlaffen, nützt der Körperhaltung und regt den Gesamtorganismus an.
Ist die Zeit der Gehbehinderung überwunden, wird man dank dieser Bewegungstherapie rascher (im wahrsten Sinn des Wortes) wieder auf die Beine kommen, auf den eigenen Füßen stehen. Doch auch *bei anhaltender Gehbehinderung* bedeutet Atmungstraining die Basis zur Gesunderhaltung des Organismus.
Daher: Nicht nur hin und wieder, sondern immer wieder im Tagesverlauf an der Totalatmung arbeiten!

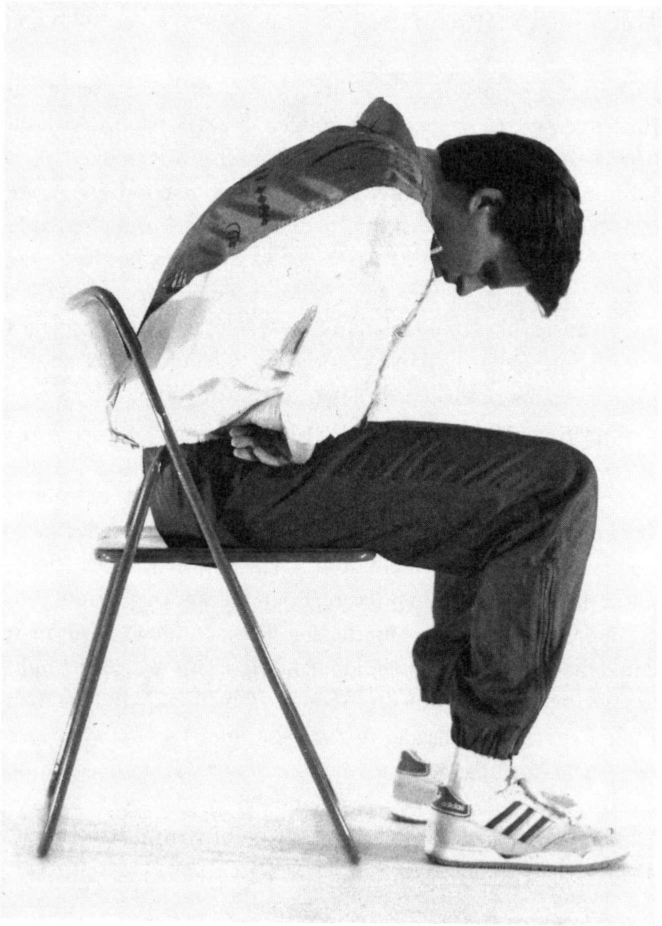

1 Die Unterschenkel senkrecht zum Boden stellen, um die Beckenstellung zu fixieren, mit den Händen abstützen.

Bewegungsablauf: Oberkörper langsam vorneigen, auch den Kopf und die Schultern nach vorn sinken lassen, mit den Fingern auf die Bauchdecke drücken, *ausatmen*. Sich langsam wieder zur aufrechten Körperhaltung strecken, Kopf heben, einatmen. 8–10mal wiederholen.

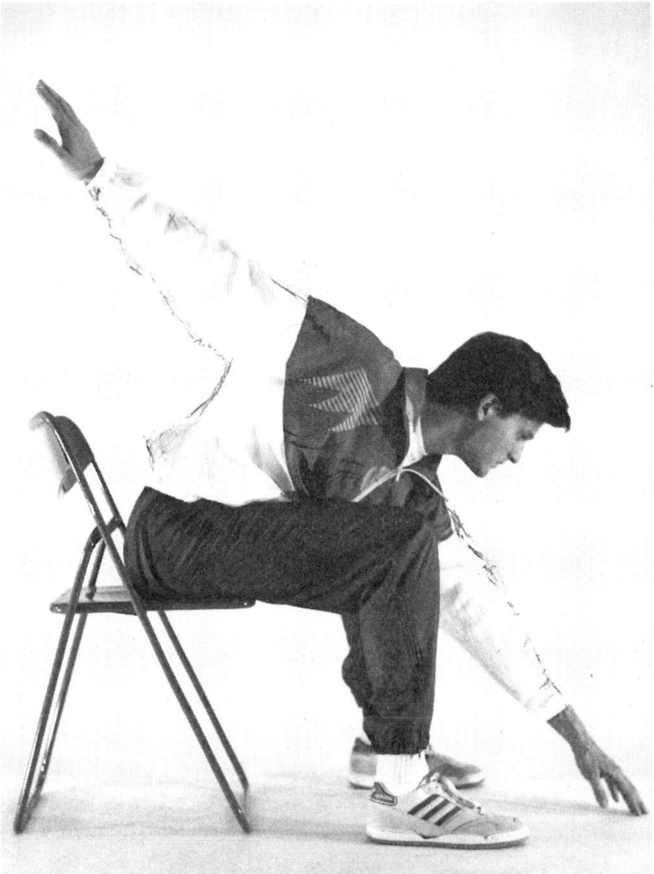

2 Die Beine breitstellen, die Arme anfangs neben dem Körper hängen lassen, Rücken gerade halten.

Bewegungsablauf: Oberkörper vorneigen, die linke Hand soll weit vor den Beinen den Boden berühren, dadurch wird ein Druck auf das Zwerchfell ausgeübt, *ausatmen!* Langsam wieder aufrichten, einatmen. Je Arm 4mal wiederholen, auch beide Arme eventuell zugleich nach vorn senken.

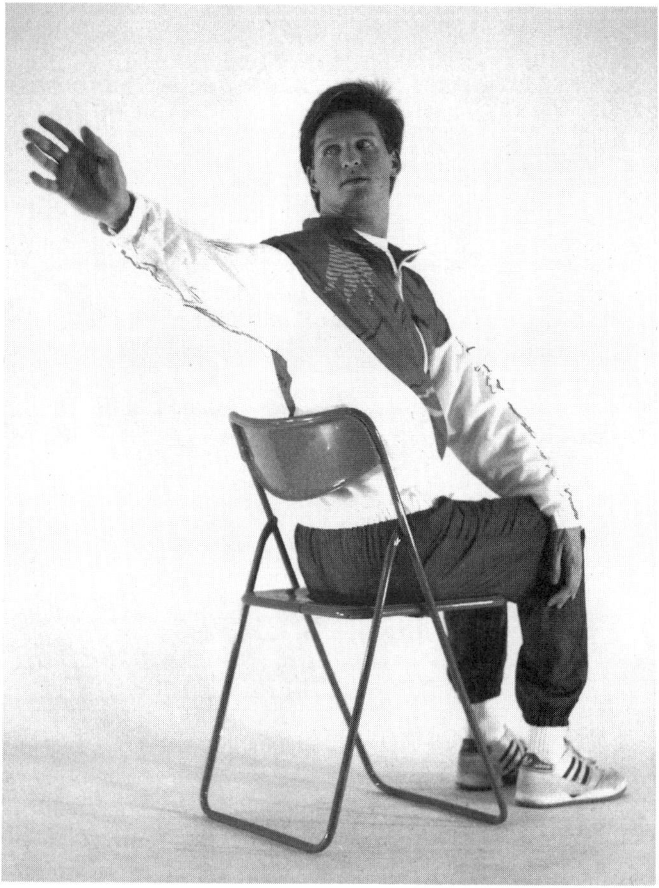

3 Mit geradem Rücken sitzen, die linke Hand bleibt auf den Oberschenkeln liegen.

Bewegungsablauf: Den rechten Arm zugleich mit Vorsenken des Oberkörpers über den linken Oberschenkel hängen lassen, Kopf senken, *ausatmen*. Dann sich aufrichten, den rechten Arm mit einer Rechtswendung in Schulterhöhe nach hinten schwingen, tief einatmen. Je Arm 6–8mal wiederholen, die Ausatmungsphase intensiv ausführen, doch auch dann das Aufrichten und die Muskelspannung beachten!

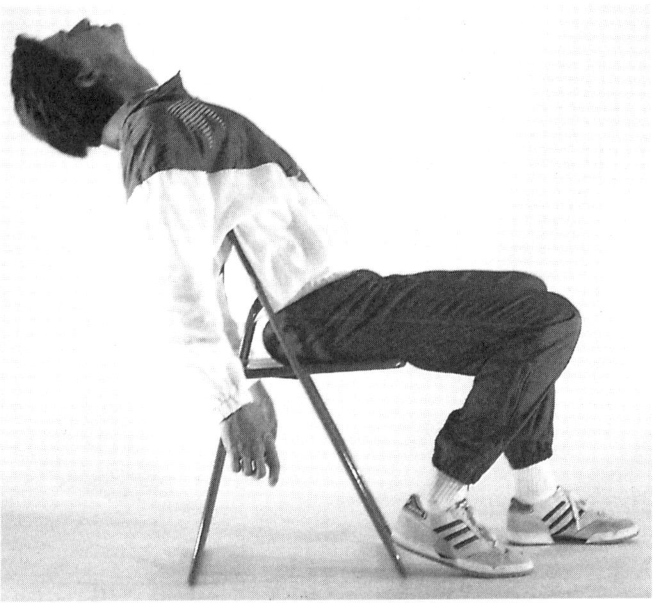

4 Die Füße zu einer kleinen Schrittstellung auf dem Boden fixieren, die Hände liegen auf den Oberschenkeln.

Bewegungsablauf: Zuerst den Rücken rund machen, Kopf senken, intensiv *ausatmen*. Dann den Oberkörper nach hinten lehnen, Rücken extrem aufrichten, sich strecken, Kopf zurückneigen, Arme und Schultern hängen lassen, einatmen. 6–8mal wiederholen, den Übergang vom Vorneigen zum Anlehnen und Rückneigen langsam durchführen.

Die richtige Atemtechnik in allen Lebenslagen

Kinder brauchen Sauerstoff!

Im allgemeinen sind Kinder in jedem Alter bewegungsfreudig, tollen herum und atmen so auf ganz natürliche Weise intensiv. Doch gibt es auch »bewegungsarme« Zeiten, zum Beispiel im Winter, wenn man in der Großstadt wohnt, bei Rekonvaleszenz, die ein bißchen Schonung auferlegt. Nun, dann regt man die Kinder einfach zu Bewegungsaufgaben an, die nicht mit Herumtollen verbunden sind, trotzdem aber zum »Luftholen« anregen, geradezu »zwingen«.
Es gibt Nachahmungsübungen, die jedes Kind gern ausführt, zum Beispiel einen Katzenbuckel machen und dabei auf den Bauch blasen. Oder:

Einen Luftballon aufblasen:

»Wer schafft es mit den wenigsten Atemzügen?«, also kann am intensivsten und anhaltend ausatmen!
Diese kleine Atmungsschulung wird viel dazu beitragen, daß die Kinder gesund bleiben und auch bei den verschiedenen Sportarten gut mitmachen können und daß sie beim Schwimmen keine Probleme mit der Luft bekommen.
Es ist durchaus möglich, daß Ihr Arzt bereits empfohlen hatte, mit den Kleinen mehr Bewegung zu machen, sie zu mehr Atmungsintensität anzuregen. Wie könnte dies besser erreicht werden als durch spielerisch ausführbare Bewegungsaufgaben? Man regt sie durch vernünftig gestellte Aufgaben zu mehr körperlichem Einsatz an, sie werden automatisch in-

tensiver atmen, um jene Aufgaben bewältigen zu können. So zum Beispiel auch *das Ausblasen einer Kerze!* Wem gelingt es aus dieser Entfernung, wer kann's von noch weiter weg?

> Grundsätzlich sollte jede freie Minute zu Bewegung an der frischen Luft genutzt werden! Besonders auch während der Ferienzeit sollte man diesen Nachholbedarf berücksichtigen und wirklich einen Aktiv-Urlaub im besten Sinn des Wortes mit den Kindern verbringen.

Atmung + Sport

Grundsätzliches

Unbestritten ist die Atmungsintensität Voraussetzung zu jeder Sportausübung. Um so unverständlicher ist es, daß sowohl einige Sportler als auch Sportlehrer noch viel zu wenig Augenmerk auf die Koordination von Atmung und Bewegungseinsatz richten; ja, daß ein rasches Außer-Atem-Kommen noch immer als Leistungsmerkmal gilt.
Hier setzt bereits die Verantwortlichkeit der Lehrer gegenüber dem Schüler, gegenüber dem sportbegeisterten Laien ein. Auch so grundlegende Dinge wie eine ausreichende Durchlüftung des Trainingsraums zählen dazu. Bei Sauerstoffmangel ermüdet jeder; es kann keine Dauerleistung erbracht werden, und somit ist auch kein Übungseffekt gegeben.
Besonders wichtig ist es, daß im Lauf der Trainingszeit immer wieder auf den Einsatz der Atmung hingewiesen wird, daß der Übende immer wieder an die Bedeutung der Atmung erinnert wird.
Unvernünftig trainiert, wer sein Tempo steigert, ohne die Atmung zu berücksichtigen. Man kann über kurze Zeit zwar

ohne diese Rücksicht trainieren, wird aber nach einer derart forcierten Aktiv-Phase zwangsläufig bald zum »Luftholen« in eine Passiv-Phase fallen. Zum Vergleich mit unvernünftigen Autofahrer-Gewohnheiten: Man fährt bei kaltem Motor mit Vollgas los, kurz vor dem Überdrehen des Motors bleibt man stehen, um sogleich wieder mit Vollgas zu starten. Wie unvernünftig dieses Verhalten gegenüber dem Lebensmotor Herz wirkt, braucht hier nicht weiter erörtert zu werden.

Abgesehen davon weiß man erfahrungsgemäß, daß sich ein Trainingseffekt erst nach einer gewissen Übungsdauer einstellt. Wohl mag es »toll« wirken, wenn man bereits nach wenigen Minuten erschöpft pausieren muß, besonders vernünftig ist dieses Verhalten jedoch keineswegs.

Sinnvoll trainiert, wer, seiner Tagesverfassung entsprechend, gezielt und unter Nutzung der richtigen Atmungstechnik startet. Wir dürfen in diesem Zusammenhang wieder auf die Atmungsregeln hinweisen, die speziell für den Sportler von Bedeutung sind (vgl. S. 21). Großaufnahmen via Fernsehen beweisen, daß auch Hochleistungssportler nur dann zu jenen Spitzenleistungen fähig sind, wenn sie ihre Atmungstechnik einsetzen. Hörbar wird während des höchsten Krafteinsatzes ausgeatmet! Hier nur ein paar Beispiele: Der Kugelstoßer drückt im Moment des Wegstoßens hörbar die Luft aus dem Körper. Ebenso verhält sich der Sportler auf der Ruderbank, wenn er die Ruder durchs Wasser zieht, der Skilangläufer, wenn er zum Doppelstockschub tiefgeht, der Tennisspieler beim gezielten Schlag – um nur ein paar typische Verhaltensweisen bei einigen Sportarten aufzuzeigen, Verhaltensweisen, die längst auch im sogenannten Breitensport üblich sind, und das zu Recht, denn: Die Verbindung von Atmung und Bewegungsablauf steigert Leistung und Ausdauer und somit das Erfolgserlebnis.

Schutz vor Sportverletzungen

...durch richtig eingesetzte Atmung! Wie bereits eindringlich erwähnt, führt ein Mißachten der Koordination von Körpertraining und Atmungstechnik zu einer Überlastung des Herz-Kreislaufsystems. Doch basiert Bewegung, angefangen vom leichten Laufen bis hin zum Wettlauf, auf der Wechselwirkung von Spannung und Entspannung der Muskulatur. Bei unkoordinierter Atmung kann es zu Muskelverkrampfung kommen. Diese Verkrampfung wiederum ist Ursache zu unkontrollierten Reaktionen, zu Unfallbereitschaft. Ein nicht nur leistungsbewußter, sondern auch auf die Gesundheit bedachter Sportler wird daher im eigensten Interesse jene Grundregeln beachten und somit auch die Chance haben, noch auf lange Zeit »mit dabei zu sein«.

Atmungstechnik beim Schwimmen

»Schwimmen ist kein Sport für mich, ich komme immer außer Atem!« Diese Feststellung kann man leider nur allzuoft hören. Tatsächlich steht oder fällt besonders diese Sportart mit der richtigen Verbindung von Bewegungsablauf und Atmung. Hier ist natürlich von Sportschwimmen die Rede und nicht vom gemütlichen Paddeln im Wasser, wo man sich gerade soviel bewegt, um nicht unterzugehen, der Kopf auch stets krampfhaft über Wasser gehalten wird.

Auch beim Schwimmen gilt die Faustregel: *Immer beim Krafteinsatz ausatmen!*

Der nach wie vor bevorzugte Schwimmstil ist das Brustschwimmen, obwohl von seiten der Ärzte darauf hingewiesen wird, daß andauerndes Brustschwimmen mit Kopfhochhalten zu einer Hohlkreuzhaltung verleitet. Daher die Empfehlung, zumindest hin und wieder aus der reinen »Bauchlage« in eine »Seitenlage« zu wechseln.

Die Atmungstechnik beim Brustschwimmen:

- Beim Vorstoßen der Arme und gleichzeitigem energischem Schließen der Beine *ausatmen.*
- Beim Ausholen der Arme und zugleich Anwinkeln der Beine einatmen.
- Beim Vorstoßen der Arme das Gesicht nach Möglichkeit unter Wasser tauchen, daher zwingend *ausatmen!*
- Beim Ausholen der Arme den Mund aus dem Wasser bringen, um »gefahrlos« einatmen zu können.

Ausatmen durch energisches Luftherausstoßen aus dem Mund, einatmen entweder nur durch die Nase oder auch zugleich durch den Mund (bei Hochleistungssport!).
Bei allen anderen Schwimmstilarten ergibt sich zwangsweise die gleiche Methode, die da heißt:
Krafteinsatz = ausatmen!
Ausholphase = einatmen!

Damit diese Atmungstechnik ganz einfach erlernt werden kann, raten wir anfangs zu Gymnastik im Wasser, zu Übungen, die sinnvoll mit der Atmung im Wasser verbunden werden. Wir dürfen in diesem Zusammenhang auf den Humboldt-Ratgeber »Fit und gesund mit Wassergymnastik« (Bd. 633) hinweisen, wo es auch um die Atmung als Basis zu diesem Gesundheitssport geht. Hat man erst einmal ein paar einfache Übungen im Wasser mit Erfolg absolviert, verliert man automatisch die Scheu vor dem Wasserschlucken, kann sich leichter über Wasser halten und die Schwimmbewegungen exakter durchführen. Dann erst wird Schwimmen übers Baden hinaus zu einer positiv zu wertenden Sportart.

Nicht vergessen! Jede Übung im Wasser nützt nicht nur dem Training der Atmung, sondern wirkt auch gezielt auf bestimmte Muskeln und Gelenke. Dazu finden Sie jeweils in den folgenden Übungstexten einen Hinweis.
Wassertiefe: Taille – bis Brusthöhe
Wassertemperatur: 28 bis 30 Grad Celsius

Atmungstraining im Wasser (Gymnastik)

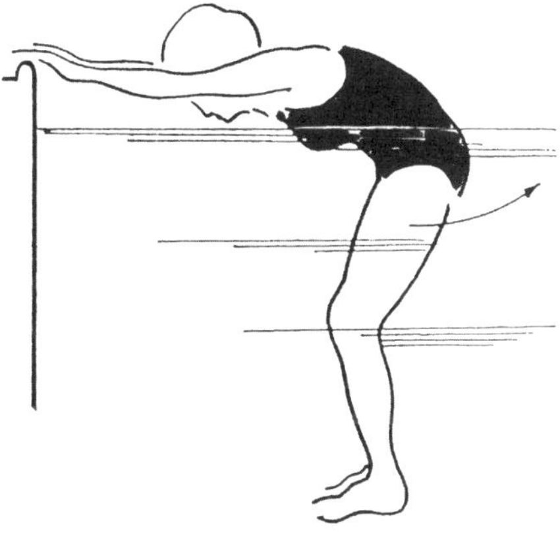

1 Zur Kreuzentspannung

Beide Hände auf den Bassinrand stützen, ca. 1 m Abstand vom Rand, die Füße stehen beisammen.

Bewegungsablauf: Das Becken nach hinten drücken, die Knie leicht beugen, Rücken rund machen, Kopf senken, Nase eventuell ins Wasser, *ausatmen*. Dann wieder ganz aufrichten, Rücken strecken, einatmen. 6–8mal wiederholen.

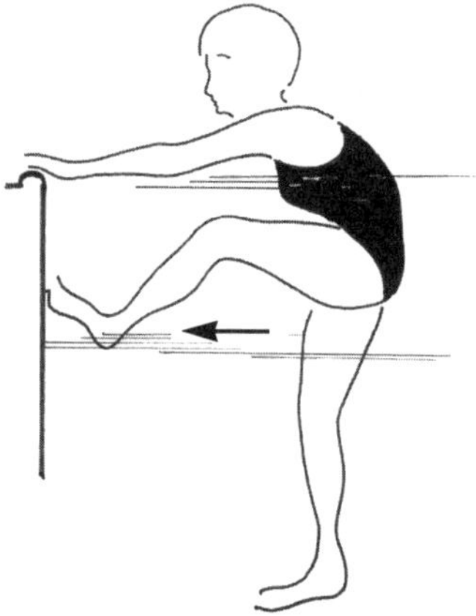

2 Beinkräftigung

Die Hände halten sich am Bassinrand fest, das linke Bein möglichst hoch angewinkelt anstützen.

Bewegungsablauf: Das hochgestemmte Bein strecken wollen, dabei den Kopf senken, *ausatmen*. Dann den Druck vermindern, sich aufrichten, einatmen. Je Bein 4mal wiederholen.

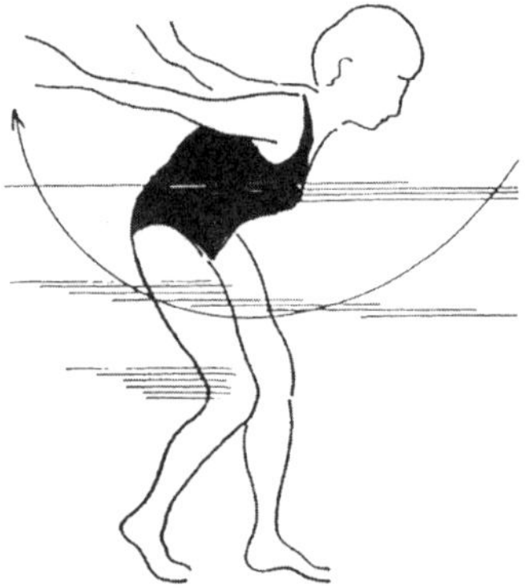

3 Arm- und Schultertraining

Schrittstellung, linken Fuß ca. 50 cm vorstellen, Arme hochstrecken, Rücken aufrichten, Kopf heben.

Bewegungsablauf: Oberkörper schwungvoll vorneigen, beide Arme energisch durchs Wasser ziehen, hinten hochschwingen, *ausatmen*. Sich wieder total aufrichten, Kopf und Arme heben, einatmen. 8–10mal wiederholen.

4 Bauchmuskelfestigung

Rücklings zum Bassinrand stehen, die Hände seitlich auf den Rand legen, die Füße stehen beisammen.

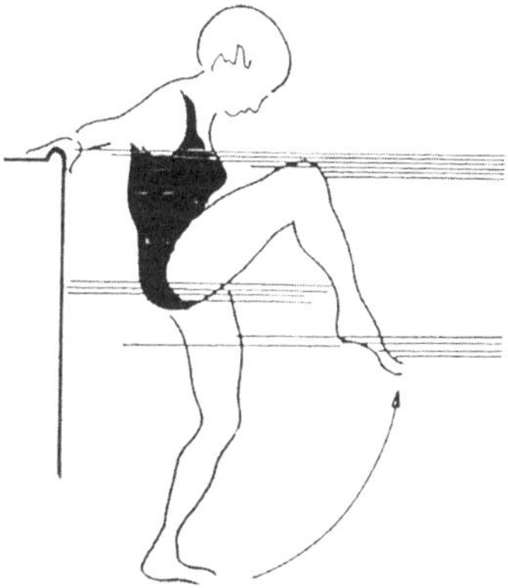

Bewegungsablauf: Ein Knie gegen den Wasserwiderstand heben, Kopf vorneigen, *ausatmen*. Dann den Fuß wieder zum anderen stellen, Rücken strecken, einatmen. Je Bein 4mal wiederholen.

5 Intensiv-Atmung

Mit beiden Händen festhalten, die Füße stehen eng beisammen, Rücken aufrichten.

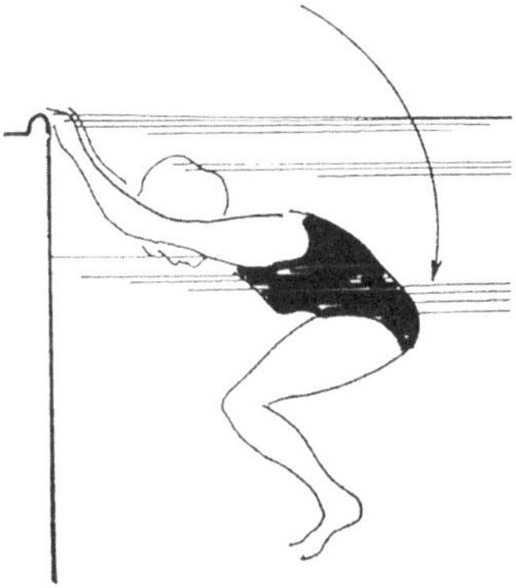

Bewegungsablauf: Die Knie beugen, Oberkörper vorneigen, immer tiefer gehen, Gesicht, dann eventuell auch ganz untertauchen, anhaltend *ausatmen*, ausblasen! Langsam wieder hochkommen, Beine strecken, tief einatmen. Beim nächsten Versuch noch länger untergetaucht verharren, Zug um Zug steigern!

Atmungstechnik im Hochgebirge

Nicht ohne Stolz darf ich hier meine Erfahrungen bei der Bezwingung des höchsten Berges in Afrika, des Kilimandscharo, wiedergeben. Wie schafft man es, auf annähernd 6000 Meter Höhe ohne Höhenkrankheit zu steigen? Heute weiß ich, daß allein die vernünftige Koordination von Gehtempo und Atmungstechnik dies möglich machte. Denn gescheitert sind jene, die trotz guter körperlicher Kondition vor allem in den Beinen die Höhenwirkung unterschätzten und in unvermindertem Tempo bergwärts stürmten.
Spätestens bei 4500 Meter Höhe kam dann das große »Aus«. Die übereifrigen Gipfelstürmer hatten nicht gewußt oder nicht zur Kenntnis genommen, daß bereits in 2000 Meter Höhe der Luftdruck nur noch ¾ der Normalkapazität erreicht, der Sauerstoffmangel durch eine Intensivierung der Atmung ausgeglichen werden muß. Auf ca. 4000 Meter tritt eine Störungswelle ein, man muß mit Kopfschmerzen rechnen. Hinzu können in der Folge Übelkeit, Schwächeanfall, in der Endphase Hirnblutungen und Lungenembolie mit oft tödlichem Ausgang auftreten: die unter Höhenbergsteigern gefürchtete Höhenkrankheit! Die bewußte Regulierung der Sauerstoffzufuhr durch Tiefatmung ist also beim Höhenbergsteigen absolut lebensnotwendig.

Zwingende Regeln für jeden erfolgreichen Gipfelstürmer:

- Langsam gehen und allzu viele »Verschnaufpausen« vermeiden. Pro Atmungsphase drei bis vier Schritte machen.
- Werden Pausen erforderlich – ab ca. 3500 Meter Höhe –, dann zunächst nach ungefähr 200 Schritten stehenbleiben, die Atmung intensivieren. Je höher man steigt, um so öfter werden diese Beruhigungspausen nötig, bis man dann je Schritt eine Pause machen muß. (Beim Klettern ergeben sich zwangsläufig Pausen!)

- Atmungstechnik: Durch kräftiges Ausatmen die Luft aus dem Mund stoßen, anschließend intensiv einatmen – ähnlich der Atmungstechnik des Leistungsschwimmers.
- Ab ca. 2500 Meter Höhe je 1000 weitere Höhenmeter einen Tag Ruhepause zur Akklimatisation einplanen, denn nach dem ***Gesetz der funktionellen Anpassung*** stellt sich der Körper auf bestimmte Reize um, so daß er weitere Anforderungen dann eher bewältigen wird.

Der Lohn für dieses vernünftige Verhalten ist dann ein Gipfelsieg! Da in Extremhöhen der Sauerstoffgehalt der Luft auf 50 Prozent absinkt, muß durch Intensivierung speziell der Einatmung Ausgleich geschaffen werden. Man wird also in diesem Fall besonders die Einatmungsphase konzentriert durchführen, im Gegensatz zu anderen Sportaktivitäten und gymnastischen Übungen, wo die Phase der Ausatmung forciert werden soll. Wir erinnern hier an die eingangs aufgestellten Atmungsregeln.

Zusammenfassung

Vielleicht konnten Sie, liebe(r) Leser(in), dieses Buch erst nur flüchtig durchblättern, und so manche Übung kam Ihnen bereits bekannt vor. Doch hatten Sie während Ihres bisherigen Trainings kaum auf die Atmung geachtet.
Immer wieder gibt es im Leben Situationen, in denen man gern eine Weile Atem schöpfen möchte, in denen man seine Nervosität nur dann beruhigen kann, wenn man tief und konzentriert durchatmet. Ja sogar mancher körperliche Schmerz – ich denke hier an den Zahnarzt! – ließe sich eher ertragen, wenn man sich auf die Atmung konzentrieren würde, anstatt sich zu verkrampfen. Eine Schrecksekunde, eine unangenehme Überraschung – erst mal durchatmen, zur Ruhe kommen, dann entscheiden!
Wußten Sie, daß die Tiefatmung während der Entbindung primär die Aufgabe hat, Schmerzverkrampfungen zu mildern, um es Mutter und Kind leichter zu machen?

Und noch einmal: Atmen bedeutet leben! Sichbewegen heißt sich seiner selbst bewußt werden. Die Steigerung kann daher nur lauten: Atmung in Koordination mit Bewegung vermittelt erst jenes Lebensgefühl, das man als positiv bezeichnet.

Mit allen guten Wünschen für einen »langen Atem« – in jeder Hinsicht!

Ihre Hannelore Pilss-Samek

Register